高血压
临床实用指导

Hypertension: a Clinical Guide

原　著
C. Venkata S. Ram

主　译
廖新学　庄晓东

副主译
王礼春　夏文豪　廖丽贞

译　者（按姓氏笔画排序）
卫国红　中山大学附属第一医院
王礼春　中山大学附属第一医院
庄晓东　中山大学附属第一医院
李　进　中山大学附属第一医院
张　玲　中山大学附属第一医院
胡春林　中山大学附属第一医院
夏文豪　中山大学附属第一医院
廖丽贞　广东药科大学
廖新学　中山大学附属第一医院

人民卫生出版社

图书在版编目（CIP）数据

高血压：临床实用指导/（美）C. 文卡塔·S. 拉姆（C. Venkata
S. Ram）原著;廖新学,庄晓东主译. —北京:人民卫生出版社,2017

　ISBN 978-7-117-24314-8

　Ⅰ.①高…　Ⅱ.①C…②廖…③庄…　Ⅲ.①高血压-诊疗
Ⅳ.①R544.1

中国版本图书馆 CIP 数据核字（2017）第 064002 号

| 人卫智网 | www.ipmph.com | 医学教育、学术、考试、健康，购书智慧智能综合服务平台 |
| 人卫官网 | www.pmph.com | 人卫官方资讯发布平台 |

版权所有，侵权必究！

图字：01-2016- 2221

高血压：临床实用指导

主　　译：廖新学　庄晓东

出版发行：人民卫生出版社（中继线 010-59780011）

地　　址：北京市朝阳区潘家园南里 19 号

邮　　编：100021

E - mail：pmph @ pmph. com

购书热线：010-59787592　010-59787584　010-65264830

印　　刷：北京铭成印刷有限公司

经　　销：新华书店

开　　本：787×1092　1/16　印张：8　字数：210 千字

版　　次：2017 年 5 月第 1 版　2017 年 5 月第 1 版第 1 次印刷

标准书号：ISBN 978-7-117-24314-8/R·24315

定　　价：60.00 元

打击盗版举报电话：010-59787491　E-mail：WQ @ pmph. com

（凡属印装质量问题请与本社市场营销中心联系退换）

高血压一直以来都是心血管早期病变和加速冠状动脉粥样硬化的重要危险因素。无论是在发达国家还是在发展中国家，高血压都已成为重大的公共卫生问题。高血压的研究正在迅速增加，研究者们越来越关注高血压这个最普遍的心血管疾病危险因素的诊断和治疗方案。因此，相关的出版文献也正以前所未有的速度增加。

这本书为读者补充了关于高血压基础和临床实践方面的知识——流行病学、危险因素、诊断、治疗和继发原因。为方便繁忙的临床医生以及研究高血压及其毒性方面的研究者，本书行文尽量简明易懂。尽管高血压非常复杂，我希望这本书的读者仍然坚信在临床实践中可以有效诊断和治疗高血压。

如果高血压能够尽早诊断，患者就能够得到有效的治疗，患者及家属均能建立积极正确的防治高血压的观念，那么我们将早于预期地达到全球血压控制的治疗目标。

相信医生和家庭支持会有助于患者得到正确的治疗方案，当然，高血压的防治仍要依赖于建立一个有效减轻社会高血压疾病负担的医疗保健系统。

Dr C. Venkata S. Ram

目　录

ABPM   ambulatory blood pressure monitoring 动态血压监测

ACCOMPLISH   Avoiding Cardiovascular Events through Combination Therapy in Patients Living with Systolic Hypertension（Trial）在收缩性高血压患者中进行联合治疗以减少心血管事件发生（试验）

ACCORD- BP   Action to Control Cardiovascular Risk in Diabetes- Blood Pressure（Trial）控制糖尿病患者心血管风险——血压的措施（试验）

ACE   angiotensin-converting enzyme 血管紧张素转换酶

ACTH   adrenocorticotropic hormone 促肾上腺皮质激素

AKI   acute kidney injury 急性肾损伤

ALLHAT   Antihypertensive and Lipid-Lowering Treatment to Prevent Heart Attack Trial 降压和降脂治疗预防心脏病发作的试验

ALTITUDE   Aliskiren Trial in Type 2 Diabetes Using Cardiorenal Endpoints 2 型糖尿病患者心肾终点的阿利吉仑（Aliskiren）试验

ANP   atrial natriuretic peptide 心房钠尿肽

APA   aldosterone-producing adenoma 醛固酮腺瘤

ARAS   artherosclerotic renal artery stenosis 粥样硬化性肾动脉狭窄

ARB   angiotensin receptor blocker 血管紧张素受体拮抗剂

ASCOT   Anglo-Scandinavian Cardiac Outcomes Trial Anglo-Scandinavian 心脏试验

AT   angiotensin 血管紧张素

BP   blood pressure 血压

CCB   calcium channel blocker 钙通道阻滞剂

CHF   congestive heart failure 充血性心力衰竭

CKD   chronic kidney disease 慢性肾脏病

CO   cardiac output 心排出量

CTA   computed tomography angiography 计算机断层扫描血管造影术

CVD   cardiovascular disease 心血管疾病

DA_1 dopamine-receptor 多巴胺受体

DASH   Dietary Approach to Stop Hypertension 高血压防治饮食

DHP   dihydropyridine 二氢吡啶类

DN	diabetic nephrology 糖尿病肾病
DRI	direct renin inhibitor 直接肾素抑制剂
EDV	end diastolic volume 舒张末期容积
ESRD	end-stage renal disease 终末期肾病
ESV	end systolic volume 收缩末期容积
ET-1	endothelin-1 内皮素-1
FHS	Framingham Heart Study Framingham 心脏研究
GFR	glomerular filtration rate 肾小球滤过率
GMP	guanosine monophosphate 鸟苷酸
HBPM	home blood pressure monitoring 家庭血压监测
HCTZ	hydrochlorothiazide 双氢克尿噻
IAH	idiopathic adrenal hyperplasia 特发性肾上腺增生
INVEST	International Verapamil SR-Trandolapril（Study）国际维拉帕米（Verapamil）SR-群多普利（Trandolapril）研究
JNC7	Seventh Report of the Joint National Committee on Prevention, Detection, Evaluation, and Treatment of High Blood Pressure 美国高血压预防、检测、评估与治疗全国联合委员会第7次报告
LVH	left ventricular hypertrophy 左心室肥厚
MEN	multiple endocrine neoplasia 多发性内分泌瘤病
MI	myocardial infarction 心肌梗死
MIBG	^{123}I-metaiodobenzylguanidine ^{123}I-间碘苄胍（metaiodobenzylguanidine）
MRA	magnetic resonance angiography 磁共振血管造影
MRFIT	Multiple Risk Factors Intervention Trial 多危险因素干预试验
NE	norepinephrine 去甲肾上腺素
NHANES	National Health and Nutrition Examination Survey 国家健康与营养调查研究
NICE	National Institute for Health and Care Excellence 国家卫生与保健研究所
NKF-K/DOQI	National Kidney Foundation-Kidney Disease：Outcome Quality Initiative 美国全国肾脏病基金会-肾脏疾病预后及生存质量的倡议方案
NSAID	non-steroidal anti-inflammatory drug 非甾体类抗炎药
ONTARGET	Ongoing Telmisartan Alone and in Combination with Ramipril Global Endpoint Trial 替米沙坦（Telmisartan）单用或与雷米普利（Ramipril）联用的全球终点试验
PA	primary aldosteronism 原发性醛固酮增多症
PAC	plasma aldosterone concentration 血浆醛固酮浓度
PE	pre-eclampsia 先兆子痫
PRA	plasma renin activity 血浆肾素活性

PRoFESS Prevention Regimen for Effectively Avoiding Second Strokes 有效避免二次卒中预防方案试验

RAAS renin-angiotensin-aldosterone system 肾素-血管紧张素-醛固酮系统

RDN renal denervation 肾脏去神经术

RVHT renovascular hypertension 肾血管性高血压

SHEP Systolic Hypertension in the Elderly Program 老年收缩期高血压研究

SNS sympathetic nervous system 交感神经系统

SVR systemic vascular resistance 体循环血管阻力

TOD target organ damage 靶器官损伤

TRANSCEND Telmisartan Randomized Assessment Study in ACE Intolerant Subjects with Cardiovascular Disease 替米沙坦（Telmisartan）在不耐受血管紧张素转换酶抑制剂的心血管疾病患者中应用的随机评价研究

USD United States dollars 美元

VALUE Valsartan Antihypertensive Long-Term Use Evaluation（Study）长期使用缬沙坦（Valsartan）降压治疗的评价试验

高血压简介

概　述

自 1628 年 William Harvey 发表了论著以后，人们就认识到心脏和血管通过对重要器官提供血流灌注而在维持身体功能中起到重要作用。心脏通过泵活动产生和维持机体各组织的血供，心血管系统是全身各器官的代谢需求的保证。心脏的泵活动决定心排出量（cardiac output，CO），而心排出量与体循环血管阻力（systemic vascular resistance，SVR）共同决定血压（blood pressure，BP）和血流。CO 和（或）SVR 可被多种因素影响，从而导致血压的正常调控的改变。高血压（Hypertension）是指动脉内压力的增加。目前，绝大多数指南定义高血压为收缩压高于 140mmHg 或舒张压高于 90mmHg，正常血压为 120/80mmHg 及以下。介于这两个范围水平之间的血压被称为高血压前期（prehypertension）或临界高血压（borderline hypertension）。无论在发达国家还是在发展中国家，均有大量人口最终会在某一个时刻发展为高血压（图 1.1）。

诸多因素影响 CO 和 SVR 的平衡。CO 不仅由心脏功能（泵活性）决定，而且取决于循环血容量。同时，血容量又受控于钠调节和肾脏的液体处理能力。肾功能受损（即便是最轻微的程度）也会造成液体容量调节明显受损。因此，肾脏在保持水钠动态平衡中发挥重要作用。SVR 依赖于血管的几个特性，包括血管壁厚度和血管张力。此外，代谢因素、血管内环境和肽骨环境都会影响 SVR。

约有 5%～10% 的高血压继发于特定原因。对于继发性高血压患者，纠正其潜在异常因素常常能改善甚至纠正高血压。而 90% 的原发性高血压可能并没有明显的病因。高血压受许多已知因素影响，包括特定生活方式的改变、年龄、环境因素和遗传倾向。虽然高血压的病因复杂或未明确，但在多数情况下，通过药物及非药物治疗，高血压能够治愈或有极大改善。有效控制高血压对减少高血压相关的疾病发生和死亡至关重要。

高血压通常隐匿起病，若没有进行规律的血压监测，某些患者确诊的时候可能已发病多年。因此，高血压是"沉默的杀手"。

高血压早期影响心血管系统的相关并发症列于表 1.1。例如，高血压可以导致心肌肥厚和血管重构。如不及时治疗，高血压患者的心血管疾病（cardiovascular disease，CVD）死亡风险增加，包括卒中、心肌梗死、心脏衰竭和其他并发

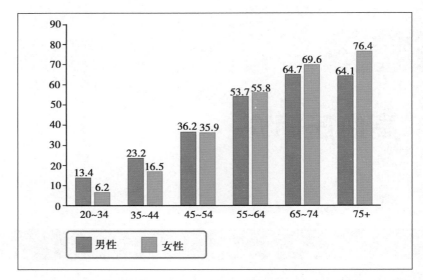

图 1.1 美国国家健康与营养调查研究的高血压患病率人口百分数。（Adapted from Wright JD, Hughes JP, Ostchega Y et al.（2011）Mean systolic and diastolic blood pressure in adults aged 18 and over in the United States, 2001-2008. Natl Health Stat Report 25（35）：1-22, 24.）

症。治疗高血压能阻止疾病进展，甚至可能逆转靶器官损害（target organ damage, TOD）。所以需要积极治疗高血压，把血压降低并维持在正常水平。

表 1.1 高血压相关的一些并发症

心血管疾病	其他
充血性心力衰竭	慢性肾脏病
卒中	高血压性肾硬化症
心肌梗死	终末期肾病
左心室肥厚	视网膜病变
外周血管疾病	

高血压和心血管疾病

CVD 正迅速成为一个危害全球健康的主要疾病。在美国，CVD 已经成为首要死因，每年约有百万人死于 CVD。CVD 包括冠心病、卒中、心力衰竭等，60 岁以上人群属高危人群。高血压是早期 CVD 发展的主要危险因素，超过了吸烟、糖尿病和血脂异常对 CVD 的影响。血压越高，对心血管系统的危害就越大，血压高的患者比血压较低者更容易发展成充血性心力衰竭（congestive heart failure, CHF）（图 1.2 和图 1.3）。高血压的危险性在各个年龄组均已被证实，一旦合并其他危险因素，还会增加 CVD 的发病率和死亡率。然而，虽然所有的证据均表明高血压是促进心血管疾病发生的因素，但是高血压直接导致的死亡仍较难判定。

界定总死亡人数与特定疾病相关性的时候通常采用直接致死原因（如心力衰竭或卒中），这样会低估高血压的潜在影响。

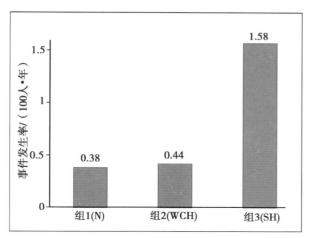

图1.2　正常血压（N）、白大衣高血压（WCH）和持续性高血压人群心血管事件发生率。（Adapted from Pierdomenico SD，Lapenna D，Di Mascio R et al.（2008）Short-and long-term risk of cardiovascular events in white-coat hypertension. J Hum Hypertens 22：408-414.）

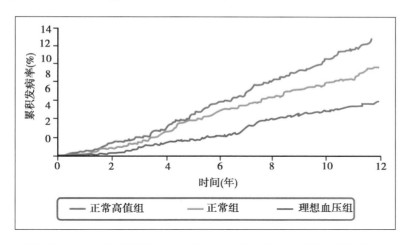

图1.3　血压在正常范围内的人群中心血管事件发生率（来自 Framingham 心脏研究）。（Adapted from Ramachandran SV，Larson MG，Leip EP et al.（2007）Impact of high-normal blood pressure on the risk of cardiovascular disease. N Engl J Med 345：1291-1297.）

高血压相关的心血管疾病风险

Framingham 心脏研究的结果表明，在男性群体中，高血压是冠心病导致残疾和死亡的首要原因。一项来自 50 多个国家患者（包括男性和女性）的全球性研究评估了导致首次心肌梗死（myocardial infarction，MI）的相关危险因素，结果提示 20% 可以归因于高血压。而在女性群体中，高血压引起死亡多由于卒中。高血压是预测缺血性卒中和脑出血的最重要危险因素（图 1.4～图 1.7）。

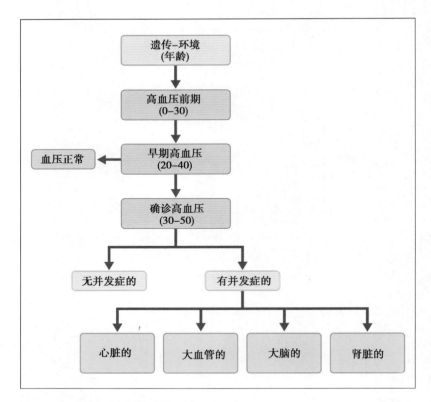

图 1.4 高血压发病：进展和并发症

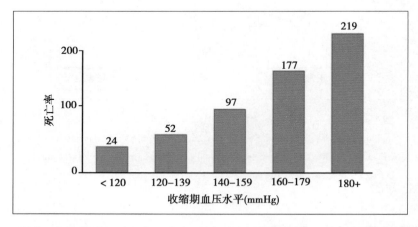

图 1.5 收缩压和死亡率（来自 Framingham 心脏研究）。（Adapted from Dawber TR, Kannel WB, Revotskie N et al.（1962）The epidemiology of coronary heart disease-the Framingham enquiry. Proc R Soc Medicine（1962）55：265-271.）

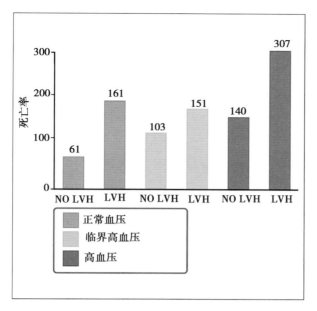

图 1.6 冠心病发生风险（来自 Framingham 心脏研究）。（Adapted from Dawber TR，Kannel WB，Revotskie N et al.（1962）The epidemiology of coronary heart disease-the Framingham enquiry. Proc R Soc Medicine（1962）55：265-271.）

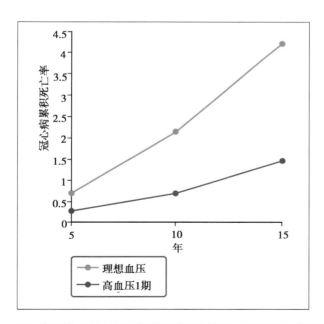

图 1.7 冠心病风险［来自多重危险因素干预实验（MRFIT）队列研究］。（Adapted from Neaton JD，Kuller L，Stamler J et al.（1995）Impact of systolic and diastolic blood pressure on cardiovascular mortality. In：Hypertension：Pathophysiology，Diagnosis，and Management.（eds JH Laragh，BR Brenner）Raven Press，New York，pp. 127-144.）

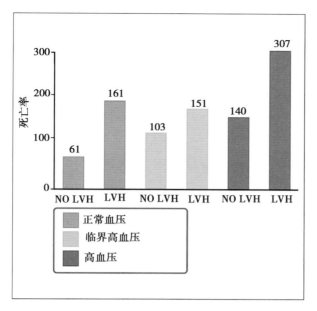 （图注中的图例）正常血压 / 临界高血压 / 高血压

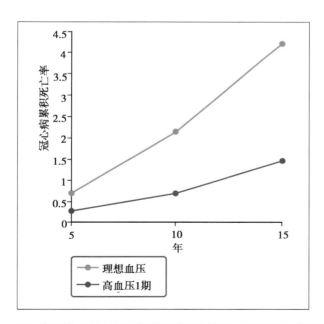 （图注中的图例）理想血压 / 高血压1期

心血管疾病和高血压前期

CVD 风险的增加并不局限于患有传统意义高血压的患者。CVD 发生、发展的风险与血压水平相关（图 1.8）。研究提示这种相关性一般在血压高于 115/75mmHg（通常被认为是"正常"血压）时开始出现。高血压前期是指血压介于正常患者水平（120/80mmHg）和高血压患者水平（140/90mmHg）之间，血压处在这个范围内的患者较血压正常的患者发生冠心病或心肌梗死的风险增加。一项关于女性的研究也表明，与正常血压人群比较，高血压前期人群发生卒中的风险更高。然而，很难直接从这些数据中得出结论，因为高血压前期患者往往比血压正常的患者具有额外的 CVD 危险因素。这些风险因素包括体重超标、血清胆固醇水平升高和糖尿病，这无疑增加了确定因果关系的难度。证实高血压前期血压升高和 CVD 之间相关性的最好证据是降压治疗的效果。在其他危险因素不变的情况下，降压药治疗的患者发生 CVD 的风险比未治疗患者降低约三分之二。

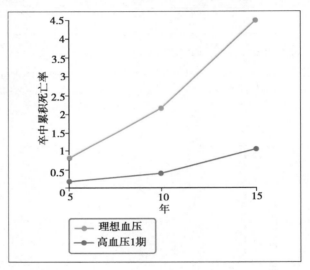

图 1.8 收缩期血压和死亡率（来自 Framingham 心脏研究）。（Adapted from Neaton JD, Kuller L, Stamler J et al. (1995) Impact of systolic and diastolic blood pressure on cardiovascular mortality. In：Hypertension：Pathophysiology, Diagnosis, and Management. （eds JH Laragh, BR Brenner）Raven Press, New York, pp. 127-144.）

高血压相关的引起心血管疾病的改变

高血压相关的心血管系统疾病至少部分归因于机体为适应动脉高压力而导致的器官系统改变。重塑或肥大是指血压升高后，导致小动脉和血管树其余部分的结构改变，继而导致其他器官系统受损。高血压造成的高剪切力使大血管发生动脉粥样硬化。老年患者比年轻患者更容易发生动脉粥样硬化。高血压也在动脉粥样硬化中起独立作用，能导致大量的提早发病和死亡。脑血管发生这些改变会增加卒中的风险。

高血压流行病学

人群中高血压现况

　　高血压及其相关并发症影响了全球各地的人群。最近美国的一项国家健康与营养调查研究（NHANES）表明，在美国约有 29% ~ 32% 的成年人（年龄 >18 岁）患有高血压（收缩压 >140mmHg 或舒张压 >90mmHg）。这样的患病率即相当于有超过 6000 万人患高血压。更有意义的发现是人群中有 28% 的人属于高血压前期。因此，高血压是美国心血管疾病的主要危险因素。而全球的统计数据与美国相似。目前，估计 26% 的世界人口患有高血压，相当于近十亿人。

　　近期关于高血压全球患病率的研究显示（图 1.9），最低的患病率在印度农村地区（男性 3.4% 和女性 6.8%），患病率最高在波兰（男性 72.5% 和女性 68.9%）。高血压在被研究人群中的平均知晓率为 46%，最低 25.2% 到最高

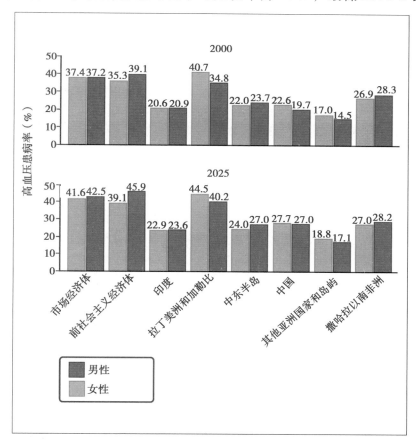

图 1.9　全球 20 岁以上人口的高血压患病率（上图为 2000 年统计结果，下图为预计 2025 年情况）。（Adapted from Kearney PM, Whelton M, Reynolds K et al. （2005）Global burden of hypertension：analysis of worldwide data. Lancet 365：217-223.）

75%。治疗率差别很大，从 10.7% 到 66%。血压控制率（经降压药物治疗 BP < 140/90mmHg）在 5.4% 到 58%。

尽管人们已努力控制高血压，但统计数据显示美国的高血压控制率基本无改善。近几十年来，人口中高血压患病率也没有显著下降。

这些数据被分类成不同的亚组以区分风险可能增高的亚群（表 1.2）。血压随年龄增长而上升，在 18～39 岁人群中高血压患病率仅为 7%，40～59 岁人群患病率为 31%，而大多数超过 60 岁的成人均患有高血压（67%）。男性和女性患病率在统计学上是相似的，均接近 30%。不同种族的患病率差别更明显，其中非西班牙裔黑人的高血压患病率最高（几乎是墨西哥裔美国人的两倍）。

在高血压前期患者中（表 1.3），男性患病率明显高于女性（分别为 34% 和 22%）。不同种族的高血压前期患者比例差别不大，在 27%～31% 波动。墨西哥裔美国人高血压前期患病率显著高于非西班牙裔美国人。年龄相关的分析显示，40～59 岁人群的高血压前期患病率最高（34%），其次是 18～39 岁人群（29%）。60 岁以上人群仅有 18% 为高血压前期。因为大部分 60 岁及以上人群已患有高血压。Framingham 心脏研究（Framingham Heart Study，FHS）报道了老年人口中基于起始血压和年龄确定发展为高血压的可能性。结果表明，65 岁以上的老年人进展到高血压水平的概率是 65 岁以下人群的 1.5～3 倍。此外，FHS 的结果还表明 55～65 岁人群发生高血压的概率大于 90%（图 1.5）。

表 1.2 美国成年人口不同亚组的高血压患病率（美国国家健康与营养调查研究，2005—2006 年）

性别	患病率（%）	年龄	患病率（%）	种族	患病率（%）
男性	32	18～39	7	墨西哥裔美国人	22
女性	29	40～59	34	非西班牙裔黑人	41
		60 +	67	非西班牙裔白人	28

表 1.3 美国成年人口不同亚组的高血压前期患病率（美国国家健康与营养调查研究，2005—2006 年）

性别	患病率（%）	年龄	患病率（%）	种族	患病率（%）
男性	34	18～39	29	墨西哥裔美国人	31
女性	22	40～59	34	非西班牙裔黑人	27
		60 +	18	非西班牙裔白人	29

高血压相关心血管疾病的风险增加（图1.2，图1.3）

当血压高于 115/75mmHg 后，冠心病、卒中或心血管的死亡风险随血压上升而同时增加。这种相关性无论在接受高血压治疗的患者中还是在未治疗的患者中均存在。对于已经患上冠心病的患者，其他方面的风险也随血压的上升而增加。一项全球研究对来自不同国家的 12 000 名年龄在 40～59 岁的男性随访了 25 年，结果证实收缩压每升高 10mmHg，相关死亡风险增加 1.28 倍。美国和北欧高血压患者（血压 140/85mmHg）的死亡风险比日本和南欧高 3 倍，高度提示除血压外有其他影响因素的存在。然而这些影响因素在不同患者群体中并不相同。据估计，68% 的高血压患者服用一种或多种降压药物，而 64% 的这些患者能把血压控制在 140/90mmHg 以下。美国人口高血压总百分比没有发生改变，但是许多患者通过坚持医师指导治疗而降低了心血管疾病的风险。

高血压的公共健康支出：全球性的挑战

　　许多研究评估了由于群体血压水平升高导致的高血压的费用和经济负担，包括了高血压治疗和护理的支出以及生活成本和生产力损失。进一步的研究将明确治疗高血压前期患者或无效/不正确治疗的成本。由于高血压的慢病特性，大量人群患有高血压及其并发症，如心血管疾病和高血压相关的肾衰竭等，个人和社会承担的高血压支出均很昂贵。

美国高血压经济负担

　　美国估计有 60 万人患有高血压以及超过 60 万人是高血压前期或非理想血压。
　　目前每年治疗高血压的费用约为 150 亿～300 亿美元。治疗高血压相关疾病需额外耗费 870 亿美元，包括心血管疾病支出的 300 亿美元及其他高血压相关疾病支出的 570 亿美元。总计超过 1000 亿美元用于治疗高血压及相关疾病，接近美国每年总医疗费用支出的 10%。处方药、住院治疗和门诊治疗占高血压相关直接费用的 90%，仅处方药一项已占费用的一半。医生遵从既定治疗方案对控制高血压相关费用很重要，偏离既定治疗方案每年将多耗资 130 亿美元。这些支出中近10% 是由于医生给患者的治疗处方与循证医学建议不相符。

全球高血压经济负担

　　在全球范围也进行了高血压总成本的研究。这些研究考虑到高血压和高血压前期的相关费用。国际高血压学会试图量化治疗血压升高以及与血压升高相关的疾病（包括新发缺血性心脏疾病和卒中）的成本，估计 2001 年在世界范围内由非理想血压水平导致的费用有 3700 亿美元。全球的非理想血压相关的直接费用占全球总医疗费用支出的 10%。换个角度来看，世界银行定义的世界最贫困公民是生活花费低于 1 美元/天，3700 亿美元支出可以帮助十亿人民摆脱赤贫，这凸显出治疗高血压的费用之巨大以及实现消除高血压带来的巨大收益。

高血压其他费用

　　高血压的"间接成本"包括生命损失和由于旷工、疾病和死亡导致的生产力损失。从全球来看，据估计死亡人数的 14% 与高血压相关，而非理想血压相关的伤残调整生命年损失（计量残疾导致的工作时间损失）约为 6%。尽管这种间接成本是巨大的，但财务负担却难以精确估量。

高血压总费用

高血压的总费用包括直接费用（治疗高血压及相关疾病）和间接费用（生产力和生命损失），估计在全球范围内达到了惊人的 4 万亿美元。可见，高血压是一项昂贵和可能持续的负担，需要更多的关注。

（庄晓东 廖丽贞 廖新学 译）

高血压的诊断和评估

概　述

发现血压升高后需要开始对高血压患者进行干预。医务人员应确保使用正确的技术和设备测量血压，不正确的操作可能会导致不准确的测量和误诊。卫生保健提供者应意识到单次门诊诊断高血压的困难，因为许多外部因素都会导致"人为"异常的血压读数。确诊高血压后，医生应查找继发高血压的病因，决定治疗方案。如果没有发现继发病因，应关注高血压本身的治疗以降低发生并发症的风险。

高血压分类

在美国，最常用的高血压指南来自美国高血压预防、检测、评估与治疗全国联合委员会 ［Joint National Committee（JNC）on Prevention，Detection，Evaluation，and Treatment of High Blood Pressure］。高血压 JNC 指南（JNC-7）发表于 2003 年。根据 JNC，正常血压是指收缩压低于 120mmHg，舒张压低于 80mmHg（表 2.1）。高血压是指收缩压为 140mmHg 或更高和（或）舒张压为 90mmHg 或更高。高血压进一步根据血压水平分为 1 期和 2 期。血压水平高于正常但低于高血压称为高血压前期。

JNC-7 与 JNC-6 比较，前者把更低的血压水平定义为正常血压。目前的证据表明，115/75mmHg 或更高的血压水平会增加心血管风险。JNC-6 使用"理想"、"正常"和"正常高值"描述非高血压患者。在 JNC-7 中，正常水平定义为 120/80mmHg 以下。而在 JNC-6 中，理想血压定义为 120/80mmHg，正常血压则定义为收缩压 120 ~ 129mmHg 和舒张压 80 ~ 84mmHg。两份指南关于高血压的定义是相同的：140/90mmHg 或以上。虽然 JNC-6 定义的分类不再推荐使用，但因为很多长期的流行病学研究仍采用 JNC-6 的标准，这方面的知识对于理解这些研究非常有用。

JNC-7 指南可以与世界其他地区高血压指南比较。在 2013 年，欧洲高血压与心脏病学会发布了血压分类的建议（表 2.2）。这指南对于非高血压以及高血压的血压水平定义与 JNC-7 相同，但对于高血压的分期有所不同，高血压分期具体为（表2.2）：1 期（140~159/90~99mmHg）；2 期（160~179/100~109mmHg）；3 期（高于 180/110mmHg）。

表2.1 JNC-7：正常血压和高血压的分类

		收缩压（mmHg）	舒张压（mmHg）
正常		120 以下	80 以下
高血压前期		120~139	80~89
高血压	1 级	140~159	90~99
	2 级	160 及以上	100 及以上

表2.2 2013 年 ESH/ ESC 指南：诊室血压水平的定义和分类

分类	收缩压（mmHg）		舒张压（mmHg）
理想血压	<120	和	<80
正常血压	120~129	和（或）	80~84
正常高值	130~139	和（或）	85~89
高血压 1 期	140~159	和（或）	90~99
高血压 2 期	160~179	和（或）	100~109
高血压 3 期	≥180	和（或）	≥110
单纯收缩期高血压	≥140	和	<90

血压分类由收缩压或舒张压中血压较高的级别定义。单纯收缩期高血压应根据收缩压值把分级归入高血压 1 期、2 期或 3 期中

血压测量和诊断

在就诊时医务人员应定期检查患者血压。关于检查的时机、间隔以及次数受诸多因素影响，并没有已知的最佳时间间隔。美国预防服务工作组（US Preventative Service Task Force）建议：对于已知血压水平的患者，如血压正常则每两年检查一次血压，如为高血压前期则每年检查一次。

血压测量仪器

在门诊，使用血压计听诊柯氏音（Korotkoff sounds）仍是最常用的血压测量手段。水银血压计是最准确的，但由于成本和潜在的汞化学危害，无液血压计更为常用。为确保精确度，每半年需用水银血压计校准无液血压计。目前越来越多的家庭和门诊使用自动化示波设备测量血压。自动化方法有降低操作者误差的优

势，而且无需过多培训。然而，自动化示波的固有误差较大，在需精确测量血压时被认为是不准确的，同时，示波器记录的同一患者血压水平往往低于水银血压计。

使用正确尺寸的袖带是准确测量血压的关键。袖带中的气囊应覆盖患者上臂臂围的 80%，袖带宽度应为上臂长度的 40%。气囊中心应放置在肱动脉脉搏处。如果无法满足这些条件，由气囊产生的压力可能无法正确地传递到肱动脉。气囊过短可能会导致血压的高估，在肥胖患者中偏差可高达 50mmHg，而气囊过宽则导致读数过低。可基于臂围选择袖带的大小，见表 2.3。

表2.3 不同臂围相应的正确袖带型号

臂围	袖带名称	袖带型号
22 ~ 26cm	成人小号	12 × 22 cm
27 ~ 32cm	成人中号	16 × 30 cm
35 ~ 44cm	成人大号	16 × 36 cm
45 ~ 52cm	成人大腿	16 × 42 cm

血压测量技术

血压测量技术对保证高血压检测和诊断的精确性非常重要，尤其在患者初次就诊时。由于超过三分之一的患者两臂血压差异超过 10mmHg，因此检测两臂血压是否不同很重要。显示较高血压的手臂应进行进一步测量。血压变化也可与姿势改变相关。通常，站立时收缩压减少而舒张压增加少许。老人的血压对于站立姿势非常敏感，10% 的 65 岁以上老年人站立时血压下降超过 20mmHg。血压测量前应先静坐五分钟，然后于站起后即刻和站立两分钟后进行血压测量。如果这些测量值仅有几毫米汞柱差异，在日后随访中仅需测量患者静坐血压。

医师应咨询患者近期是否有运动（1 小时内）或摄入尼古丁、咖啡因或酒精，因为上述均可能影响血压。患者在测量血压前应保持放松，因为压力或活动可能会导致血压升高。患者应在测量前静坐五分钟，并且在测量过程中不要说话或移动。

测量血压的袖带应放置在上臂，袖带边缘距肘窝 2.5cm。测量裸露上臂或覆盖有单层衣袖不影响其结果。袖带应在平心脏水平。如果手臂悬空，袖带应该在低于心脏水平 15cm 处以抵消由重力产生的静水压，以免引起血压升高 10 ~ 15mmHg。听诊器不应额外施加压力于手臂。血压测量时更推荐钟型听诊器，而非膜型听诊器，前者可以减少听诊动脉搏动时间延迟及其导致的舒张压低估，最多可达 15mmHg。

袖带应充气到压力高于估计收缩压约 30mmHg，按照每次心跳 2 ~ 3mmHg 的速度放气。当血液重新流入动脉而感到肱动脉搏动时的血压为收缩压。听诊过程中收缩压是第一次听到脉搏搏动，叫做柯氏 1 期声音（Korotkoff phase 1 sound）。继续放气过程中仍能听到搏动音。在高于舒张压 8 ~ 10mmHg 时，声音变为闷响

（柯氏 4 期），然后搏动声音将停止（柯氏 5 期）。舒张压为搏动声音结束时的血压，一般情况下 4 期节点的血压被记做舒张压，除非柯氏 4 期和 5 期之间血压差大于 10mmHg。

高血压诊断

高血压的诊断不应该基于首诊单次测量。许多因素均可能影响血压水平（见下文）。即使控制所有外界因素，血压测量值仍会随一天的不同时间、不同季节、应激及许多其他因素而变化。平均而言，即使是就诊于同一名医生，患者首诊和第三次就诊的血压相比较，前者比后者高 10 ~ 15mmHg。轻度高血压患者可能需要至少六次就诊才能获得稳定的基线值。确诊一名轻度高血压患者至少需在数周至数月中进行三到六次的血压测量。

诊室外血压测量

由于就诊时的心理压力影响，进行诊室外血压测量可以克服诊室测量的局限性。此外，短时间内尽可能多次测量可以帮助控制血压生物变异（图 2.1）。诊室外测量包括家庭测量和动态血压监测（ambulatory BP monitoring，ABPM）。ABPM 通常由医疗机构完成。在家庭测量中，患者负责追踪血压情况。世界各地许多指南均推荐基于诊室测量并额外增加家庭测量以监测血压情况。

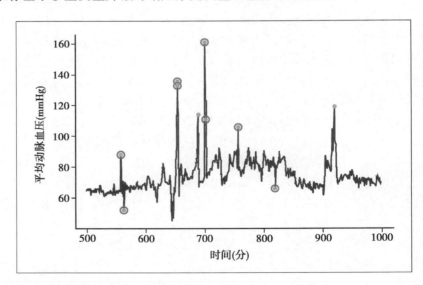

图 2.1 动态血压监测记录血压的变异性

英国国家健康和护理研究所（UK National Institute for Health and Care Excellence，NICE）2011 年指南建议原发性高血压的诊断应基于 24 小时动态血压监测或家庭血压监测（home BP monitoring，HBPM），而不仅基于诊室血压测量。新建议与 2006 年及之前的指南明显不同，由于大量的新证据表明 ABPM 比诊所和家庭监测在定义高血压上更准确，所以通过 ABPM 检测初步筛选血压升高的患者可以减少误诊并实现成本效益。

ABPM 使用自动血压计来测量一天中的血压，设定测量时间（例如每半小时）以获得更详细的 24 小时血压改变。ABPM 和家庭测量比单纯基于诊室测量的方法可以更好地进行风险评估。

2011 年 NICE 指南（见表 2.1）也提供了高血压诊断的改进方法。由于指南更新建议使用 ABPM 日间平均血压（至少计算 14 个日间测量值）来确诊高血压和开始治疗的方案，所以有必要根据 ABPM 日间平均血压来进行高血压分级，这与先前仅根据诊所血压测量值来定义有所不同（表 2.4）。

表 2.4　血压测量中可能差异的说明性实例

血压测量方法	高血压 1 期阈值	高血压 2 期阈值
诊室血压读数	140/90mmHg	160/100mmHg
动态血压读数	135/85mmHg	150/95mmHg

影响血压测量的因素

血压的变异性

导致每次就诊时测量血压不同的原因很多，其中包括不同技术和设备以及测量误差。此外，血压波动与全天的变化、活动、压力水平、生物变异和机体内其他改变相关。体力和脑力活动增加使血压升高，而放松心情使血压降低。血压在睡眠时可下降 15%。呼吸和心率可引起血压波动，而咖啡因、尼古丁和酒精摄入都可以导致短时间内血压升高（数分钟到 1 小时）。

白大衣高血压

许多人到医疗机构就诊时会感到紧张。由于患者存在这种心理压力，建议在患者多次就诊后再就诊于一名新医生后，仍检测到血压轻度升高时再确认为轻度高血压。有部分患者见到医务人员会过度焦虑以致于他们的诊室血压过高，而诊室外血压未达到高血压水平，这些患者属于"白大衣"高血压（图 2.2 和图 2.3）。白大衣高血压的诊断：诊室测量血压等于或高于 140/90mmHg，同时诊所外测量血压低于 135/85mmHg。然而，白大衣高血压并不是毫无危害，因为它与心血管风险相关（图 2.4）。

白大衣高血压估计影响人口的 10% 以上，甚至一些评估推测患病率高于 20%。常常发生在轻度高血压患者中，以年轻人或老年人常见，而中年人少见。

白大衣高血压可导致顽固性（或难治性）高血压，使一小部分高血压患者即使在三种不同降压药物联合治疗的情况下仍不能改善血压到满意水平。在许多情况下，顽固性高血压是一种假性结果。患者假性血压升高可能因为环境导致的不准确测量。由护士或技师而不是医生测量血压可以降低假性高血压，但是，目前确诊白大衣高血压最好的办法是 ABPM。

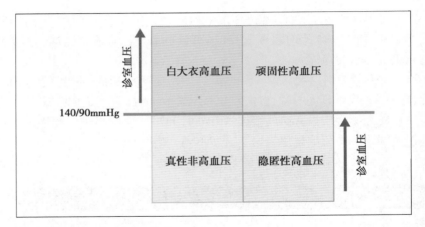

图2.2 诊室血压变化类型

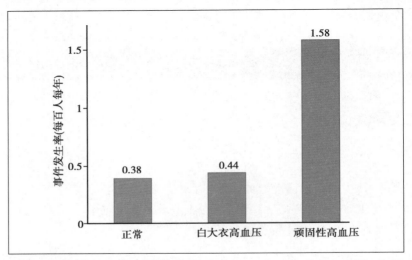

图2.3 不同高血压类型的心血管事件发生率。（Adapted from Pierdomenico SD, Lapenna D, Di Mascia R et al.（2008）Short- and long-term risk of cardiovascular events in whitecoat hypertension. J Hum Hypertens 22：408-414.）

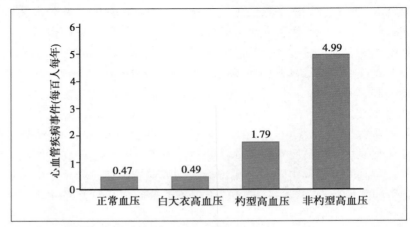

图2.4 不同高血压类型的心血管并发症发生率。（Adapted from Verdecchia P, Porcellati C, Schillaci G et al.（1994）Ambulatory bloodpressure. An independent predictor of prognosis in essentialhypertension. Hypertension24：793-801.）

高血压患者评估

当患者初诊为高血压时，需进行评估以确定最合适的治疗方案。各种因素例如头痛、胸痛或呼吸困难提示可能存在靶器官损害。肾脏疾病是高血压相关的常见问题，在确定治疗时应予以考虑。通过体格检查和病史询问会发现一些靶器官损害。因为高血压是心血管疾病的一个已知危险因素，应进行全身心血管风险评估。医师应警惕可能加重高血压的因素，例如，药物（处方药或非处方药）、酒精、过量钠摄入和烟草使用等。但是大量的检查往往不符合成本效益，最简化的评估应包括尿检、血常规、空腹血脂、心电图和常规血液生化检查。

最后，还应评估高血压是否继发于一些需要治疗的疾病。在这些病例中，如果原发情况被治愈，那么高血压也会改善。例如，最易治愈的是由于每天酒精摄入大于2盎司（56.7g）导致的轻度高血压。医生需通过患者病史和体检确定是否需要进行附加检查以明确可能的继发性高血压。微量白蛋白定量是检测肾病的有效手段，即使不存在肾功能损害，微量白蛋白仍是高血压事件的早期风险。肾血管性高血压（renovascular hypertension，RVHT）是继发性高血压的另一个常见的可纠正病因。它通常是严重高血压的病因（高达45%患者），而与轻度高血压相关性不大（小于1%病例）。

（庄晓东　廖新学　廖丽贞　译）

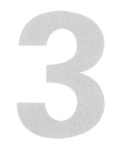

第 3 章

原发性高血压和继发性高血压

概　述

　　高血压多属于原发性，虽然目前已证实一些危险因素可促进本病的发展，但其具体发病机制尚未完全明确，因而迄今尚无根治方法。现行的治疗方案主要局限在改变生活方式和（或）应用降压药使血压降至目标范围。通过这样的治疗方式，患者血压通常可以降至正常水平，长期的血压控制对原发性高血压来说是现今唯一的治疗方案。

　　少数高血压继发于某些特定的病因，这就是继发性高血压。通常来说，继发性高血压会随着基础疾病的状态而变化，所以积极控制基础疾病是这类高血压的治疗重点。在所有高血压人群中，继发性高血压约占 5%。

血压的决定因素

　　血压由多因素共同决定，包括心输出量、血容量和血液在动脉系统流动时的阻力。此外，多种环境因素会影响器官系统，产生多种因素的复合作用，这都加大了寻找血压升高的原发病因的困难。

心输出量及血容量

　　心输出量是单位时间内心脏泵出的血液总量，由心率和每搏心输出量决定。左室每搏心输出量就是左室舒张末期充盈血量（舒张末期容积，end diastolic volume，EDV）与收缩结束时剩余血量（收缩末期容积，end systolic volume，ESV）的差值。每搏心输出量与心脏的前负荷（preload）、后负荷（afterload）和心脏收缩力（contractility）相关：

　　● 前负荷是静脉的回心血液充盈心脏后，心肌伸展所承载的负荷，由 EDV 所决定。任何影响回心血量的因素都会影响心脏的 EDV，从而影响前负荷，致使心脏的每搏输出量发生改变，最终影响心输出量，例如心率增快会减少心室的充盈时间，从而使心脏舒张末期的血量降低，前负荷减轻。

• 后负荷主要是心脏泵血时所承受的升主动脉内压力，在正常情况下，它相对恒定，对每搏心输出量的影响不大。但是，在高血压状态下，后负荷更为重要，因为后负荷的增加会减少心脏收缩时的射血，这将导致心脏每次收缩后的残余血液增多，收缩末期容积增大，结果是每搏输出量减少。

• 心肌收缩力是影响每搏输出量的外在因素，之所以被归为外因是因为它不依赖于心肌的张力。心肌收缩力的增加可使心脏泵血增多，从而使收缩末期容积减少，提高了每搏输出量。而心肌的收缩力与心肌细胞内的钙离子浓度相关。

心输出量受多种反射的调节，这些反射依赖于对血流动力学变化敏感的感受器，包括动脉内的压力感受器和化学感受器以及骨骼肌感受收缩的受体。压力感受器能感受血管壁所受压力的变化，并迅速做出回应。它就像缓冲系统，能减少血压在正常范围内的短期波动。当血压增高时，增加的动脉壁所受压力会激活压力感受器，从而反射性抑制血管收缩中枢，反射性地使心率降低（以降低心输出量）、血管舒张（以降低周围血管阻力），最终使升高的血压下降。相反，如果血压下降，这些感受器能感受到动脉压力降低，从而提高心输出量并刺激血管收缩，结果使下降的血压回升。压力感受器的长期效应尚不明确。在高血压患者中，它可能被重新调整，不再对与血压升高所致的张力改变做出反应。

血容量是影响血压水平的另一重要因素，主要参与对心输出量及血压的长期调节。血容量的多少可影响静脉压力和心室充盈，进而改变舒张末期容积和每搏输出量。血容量与血压有直接关系，当血容量增多时，血压会升高。

肾脏在血液和液体容量调控方面起重要作用，它能直接通过改变液体滤过、水钠的重吸收而改变血容量，还可以间接地通过肾素-血管紧张素-醛固酮系统（renin-angiotensin-aldosterone system，RASS）调节血压及血容量。

外围血管阻力

外围血管阻力（systemic vascular resistance，SVR）是指动脉树中阻止血液向前流动的力量，是决定血压的另一重要因素。在组织结构上，动脉由内皮细胞、血管平滑肌细胞和结缔组织构成。血管平滑肌的肌张力水平和交感神经系统（sympathetic nervous system，SNS）活性是控制血管直径的重要因素。平滑肌细胞张力主要受神经系统和内皮细胞的影响，受多种神经体液因子的调节（表3.1）。

在各种血管张力的调节因子中，其中一类能舒张血管、降低血管阻力，称为血管舒张因子，如一氧化氮，它可激活平滑肌细胞上的鸟苷酸环化酶，使环磷酸鸟苷增加，从而促进血管舒张。而血管收缩因子主要有血管紧张素Ⅱ（angiotensin Ⅱ，AT Ⅱ）和由内皮细胞生成的内皮素-1（endothelin-1，ET-1）。内皮素-1与血管平滑肌上的受体结合，激活电压门控的钙通道；血管紧张素Ⅱ与和G蛋白偶联的受体AT1结合，增加细胞质钙浓度，从而使血管收缩。

表 3.1　影响心输出量或外周血管阻力的部分神经体液因子

- 去甲肾上腺素/肾上腺素
- 血管紧张素 Ⅱ
- 内皮素
- 一氧化氮
- 心房利钠多肽/脑钠肽
- 乙酰胆碱
- 前列腺素
- 醛固酮
- 缓激肽
- 抗利尿激素

血压调节

　　人体的血压可被机体内诸多生理系统通过影响心输出量和（或）外围血管阻力来调节。全身或局部的激素、代谢产物及多种神经递质均可作用于各种信号通道而影响心输出量和外围血管阻力。在血压调节的各因素中，交感神经系统和肾素-血管紧张素-醛固酮系统（RAAS）起到了尤其重要的作用。

交感神经系统

　　在各种刺激因素下，交感神经系统可通过影响外围血管阻力和心输出量来调节血压（图 3.1 和图 3.2）。副交感神经系统及其主要神经递质乙酰胆碱能下调交感神经功能，减慢心率。交感神经及其主要神经递质肾上腺素可通过多种途径使血压增高，因此对交感神经系统的干预已成为高血压治疗的重要途径。

　　交感神经系统对血压的调节主要是通过其产生的神经递质去甲肾上腺素（norepinephrine，NE）或肾上腺素作用于各种肾上腺素能受体来实现的。肾上腺素能受体包括 α 和 β 及其子受体，其中 α1、α2 和 β1 肾上腺素能受体是与血压调节最相关的受体。例如，位于血管平滑肌细胞突触后膜的 α1、α2 肾上腺素能受体的兴奋可导致血管收缩；心肌细胞上的 β1 肾上腺素能受体的激活一方面可加快心率，另一方面使心肌细胞内钙离子浓度增加，心肌收缩力增强，结果使每搏输出量和心输出量均增加；而肾脏 β1 肾上腺素能受体的激活可促进肾素的分泌，进而导致血管紧张素 Ⅱ、醛固酮的生成增多，从而增加血容量与外围血管阻力，导致血压升高。

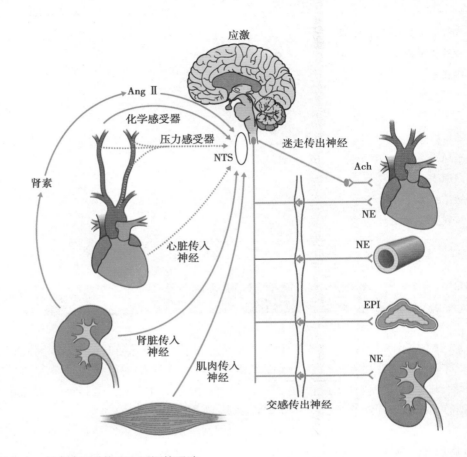

图 3.1 交感神经系统和血压调控通路

肾素-血管紧张素-醛固酮系统

　　机体内血液和体液容量可影响心输出量，而此过程主要依赖肾脏对钠的重吸收（图 3.3）。肾脏可改变机体的水、钠平衡和外围血管阻力，故在血压控制上扮演了重要角色。而水、钠平衡、外周血管阻力受诸多因素的调节，其中肾素-血管紧张素-醛固酮（RAAS）系统占有重要作用。作为一个激素系统，RAAS 可通过多种机制调节血压和液体容量。当机体的血容量降低时，肾脏由于灌注减少释放更多蛋白水解酶-肾素进入血液循环，将血流中的血管紧张素原分解成血管紧张素 I，再在血管紧张素转化酶（ACE）的作用下进一步转化成血管紧张素 II。血管紧张素 II 是一种生物活性分子，可以激活 AT1 与 AT2 两种受体亚型。其中 AT1 受体的激活一方面可直接作用于近端肾小管，促进水钠的重吸收，另一方面可刺激肾上腺醛固酮的释放，后者作为盐皮质激素进一步导致肾脏对水钠的重吸收。其结果是机体的水钠潴留，血压升高。此外，AT1 受体的激活可作用于血管平滑肌细胞或刺激交感神经系统，导致血管收缩和心输出量增加，这些均可升高血压。

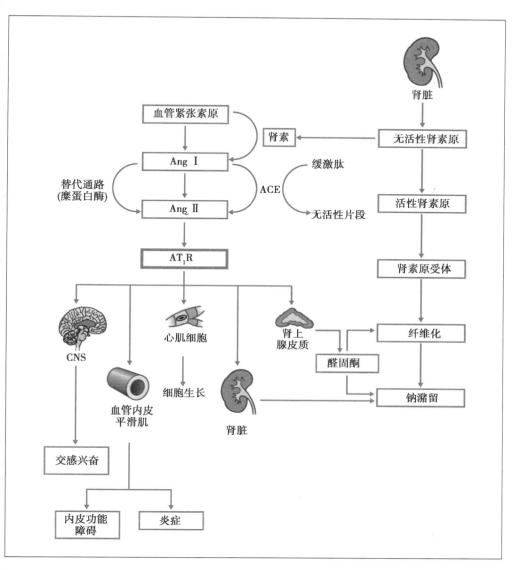

图 3.2 肾素-血管紧张素-醛固酮系统激活的病理结果

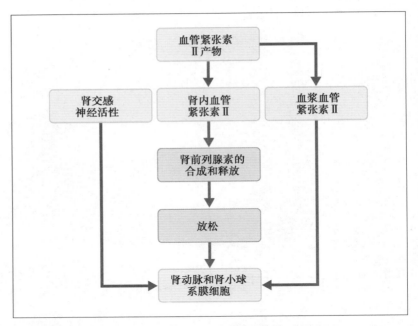

图3.3 肾素-血管紧张素-醛固酮系统和交感神经系统的相互作用

原发性高血压：危险因素和血压调节

尽管原发性高血压的病因尚未完全明确，但有一些危险因素与其密切相关。比如父母有高血压的人群发生高血压的风险是正常人群的两倍，这提示遗传因素与高血压相关。流行病学提示30%的总体人群血压变异是由遗传决定。在美国，相较于非西班牙裔白人或墨西哥裔美国人，非西班牙裔黑人更易患高血压。整体而言，高血压在黑人中比其他种族更加严重。

高血压的发生也与生活方式和环境因素相关（表3.2）。饮食结构是产生和维持高血压的一个危险因素，如过多的钠盐和酒精摄入均可能增加高血压发生。肥胖是高血压发生的另一个主要危险因素，并在老年人高血压的发病中占主要地位。此外，精神紧张和缺乏运动也与血压升高相关。虽然这些危险因素都与血压增高相关，但每个危险因素所占比例与每个患者的敏感性有关。

表3.2 影响原发性高血压的主要危险因素

- 钠摄入量增加
- 体重增加
- 酒精摄入量增加
- 心理压力增大
- 运动减少
- 遗传易感性
- 钾摄入量减少
- 钙摄入量减少

肥胖与原发性高血压

肥胖是高血压的主要预测因子之一。根据 Framingham 心脏研究（Framingham Heart Study，FHS）数据，25% 的超重或者肥胖人群发生了高血压。另外，超重也使其他高血压相关疾病的风险增加，包括冠心病（cardiovascular disease，CVD）和左心室肥大（left ventricular hypertrophy，LVH）。同时，肥胖会增加低密度脂蛋白胆固醇，降低高密度脂蛋白胆固醇，降低糖耐量，增加胰岛素抵抗，这些均导致高血压风险增加。

肥胖可通过不同机制导致高血压的形成。肥胖者肾素-血管紧张素-醛固酮系统活性提高，导致血管收缩和周围血管阻力增加。除了这些内分泌系统的改变外，肥胖还可以导致代谢方面的变化，如胰岛素抵抗、糖耐量异常和血脂紊乱，其结果是使血压升高。另外，肥胖会增加阻塞性睡眠呼吸暂停综合征的发生，而后者是继发性高血压的病因之一。

钠摄入与原发性高血压

机体钠负荷与血压的升高相关。在钠摄入高的人群中，尤其是钠日平均摄入量≥100mEq 者，原发性高血压更为常见。而在钠日平均摄入量低于 50mEq 的人群中，原发性高血压的发生则很罕见。所以，减少钠盐的摄入对控制血压可以产生有利影响。平均说来，每日钠摄入量从 170mEq 降到 100mEq 可以使收缩压降低 5mmHg，舒张压降低 3mmHg。美国高血压预防、诊断、评价与治疗联合委员会第七次报告（Seventh Report of the Joint National Committee on Prevention，Detection，Evaluation，and Treatment of High Blood Pressure，JNC 7）建议，人群每日的钠摄入量应低于 100mEq。

过量钠摄入所导致的血压变化反映了机体对钠的敏感性。敏感程度因人而异，并随着年龄和体重的增加而提高。一般来说，非西班牙裔黑人对钠更为敏感，而且肾功能不全的患者对钠的敏感性也高于肾功能正常者。目前对机体内钠如何影响血压的机制并不完全明确，可能与液体容量有关。过量的钠摄入需要肾脏从血液中滤过更多的钠。如果超过了肾脏的滤过能力，就会发生水钠潴留，使机体液体容量增加，血压升高。此外，过量的钠摄入也可能导致机体的其他变化，例如，它可以激活某些信号传导通路，导致血管收缩和舒张功能紊乱。同时，钠负荷也可能加剧其他危险因素的发生，如微量蛋白尿和血脂异常。

遗传因素与原发性高血压

很多基因与血压相关（表3.3）。有些单基因的突变就可导致高血压的发生，Liddle 综合征就是其中的一个例子。它是由肾小管上皮钠离子通道的编码基因发生功能性显性突变所致。这一突变抑制了钠离子通道的降解，从而导致其活性增加、功能增强，于是肾脏重吸收的钠增多，导致水钠潴留，患者常在早期就出现严重的高血压。

然而，原发性高血压不可能只归因于单个基因的突变，其发生与多基因共同作用有关，但是每个单独基因对高血压发生的确切影响目前尚不明确。动物研究表明，肾脏的活性基因对高血压的遗传影响贡献最大；此外，另有研究证明，血管紧张素、内收蛋白和交联蛋白40基因异常对高血压的发病也起重要作用。

心理压力与原发性高血压

心理压力可以导致高血压的发生与发展。生理性心理压力的增加可导致交感神经系统的激活、血管收缩和外周循环血管阻力增加。心理压力增加可以导致"白大衣高血压"，所以心理压力是假性顽固性高血压的原因之一。随着时间的推移，压力能导致长期高血压的发生，故在反复的心理压力的人群中，高血压的发生率更高。

运动是对抗心理压力的方式之一。缺乏体力活动会形成更大的心理压力、更高的肥胖风险，并降低心血管功能，从而造成原发性高血压。一些流行病学研究表明低体力活动导致较高的血压的原因是体重增加。

表3.3　高血压的遗传学和一些少见的继发性高血压

临床表现	遗传方式	基因	突变及功能影响
糖皮质激素可抑制性醛固酮增多症	常染色体显性	*CYP11b1* *CYP11b2*	醛固酮合成酶在肾上腺束状带的异位表达
类盐皮质激素增多症	常染色体隐性	*11bHSD*	功能缺失的突变致使盐皮质激素受体过度激活；高血压主要由肾皮质集合管ENaC活性增加所致
盐皮质激素受体突变	常染色体显性	*NR3C2*	配体结合域的S810L错义突变使抑制性受体（如孕激素受体）转变为兴奋性受体；怀孕会加重高血压
Liddle综合征	常染色体显性	*SCNN1B*	ENaC的β亚群发生重复错义突变
		SCNN1G	ENaC的γ亚群发生突变，使其细胞膜内表面的羧基端丢失，从而导致钠潴留
假性低醛固酮血症Ⅱ型	常染色体显性	*WNK1*和*WNK4*	WNK丝氨酸-苏氨酸激酶发生缺陷，可导致高钾血症和高血压
过氧化物酶体增殖物激活受体γ突变	常染色体显性	PPARG	功能缺失的突变可导致胰岛素抵抗、糖尿病和高血压
高血压、高脂血症、低镁血症综合征	线粒体遗传	尚不明确	母体遗传的同质性突变可导致线粒体tRNA的一个胞嘧啶核苷酸发生替换。

EnaC：上皮细胞钠离子通道；*CYP11b1*：细胞色素P450，11B亚科，1肽；*CYP11b2*：细胞色素P450，11B亚科，2肽；*11bHSD*：羟基类固醇11-β脱氢酶；*NR3C2*：盐皮质激素（醛固酮受体）；*SCNN1B*：钠离子通道非电压门控1β（上皮细胞）；*SCNN1G*：钠离子通道非电压门控1γ；*WNK1*：蛋白激酶；WNK4：蛋白激酶，赖氨酸缺陷；*PPARG*：过氧化物酶体增殖物激活受体γ。（改编自Cowley AW（2006）*The genetic dissection of essential hypertension. Nat Rev Genet 7*：829-840.）

继发性高血压

临床医生必须评估可能导致高血压的继发性原因。继发性高血压的鉴别诊断非常重要，因为治疗潜在的疾病可以显著改善高血压，包括阻塞性睡眠呼吸暂停综合征、肾动脉狭窄、嗜铬细胞瘤和库欣病（见表3.4部分列表）。直接处理继发原因可改善血压。下文讨论的相关疾病可能需要转诊相关专科确诊和治疗。

表3.4 常见的继发性高血压

- 肾脏疾病
  - 肾动脉狭窄
  - 慢性肾病
  - 急性肾损伤
- 原发性醛固酮增多症
- 嗜铬细胞瘤
- 阻塞性睡眠呼吸暂停
- 库欣综合征
- 甲状腺疾病
- 甲状旁腺功能亢进
- 脑干受压迫
- 药物
- 怀孕

肾脏疾病

高血压本身就能够降低肾脏功能，是导致慢性肾病（chronic kidney disease，CKD）和终末期肾病（end-stage renal disease，ESRD）的主要原因。急性肾损伤（acute kidney injury，AKI）和慢性肾病的患者由于肾功能不全也可能发展成为高血压。肾功能与血压之间的紧密联系主要是因为肾脏负责人体内的液体滤过和电解质的重吸收，这些都可直接影响循环容量，长期的肾功能低下（如CKD）能够导致血压升高。研究表明高血压的患病率与肾小球滤过率（glomerular filtration rate，GFR）成反比。随着患者的GFR从60ml/（min·1.73m^2）下降到15ml/（min·1.73m^2），高血压的患病率从65%增加到95%。

原发性醛固酮增多症

醛固酮通过与肾脏中的盐皮质激素受体结合，增加了钠的重吸收。醛固酮的增多会增加肾脏对钠、水的重吸收，导致水钠潴留。原发性醛固酮增多症（primary aldosteronism，PA）患者由于这种水钠潴留可引起血压升高。治疗的方法之一就是在现有的抗高血压治疗方案中添加盐皮质激素受体的拮抗剂。螺内酯是一种肾脏的竞争性醛固酮拮抗剂，已有研究显示，它能平均降低收缩压 25mmHg、舒张压 12mmHg。有趣的是，其他临床实验也发现，即使在没有 PA 的患者中，使用醛固酮拮抗剂也能够降低血压。这一结果表明，即便患者不伴有 PA，螺内酯对于长期高血压的患者来说也是有效的。

嗜铬细胞瘤

嗜铬细胞瘤是一种能够分泌大量儿茶酚胺的肿瘤，而儿茶酚胺是一类反映交感神经系统活性的神经传导物质，分泌得越多，SVR 和 CO 的变化以及血压的升高就越显著。该肿瘤常发生于肾上腺髓质，但也会出现于交感神经链上的其他部位。嗜铬细胞瘤是较为少见的继发性高血压病因，由这类肿瘤导致的继发性高血压在全部继发性高血压病例中占不到 1% 的比例。接近 85% ~ 95% 的嗜铬细胞瘤患者可有长期或者阵发的高血压。

睡眠呼吸暂停

阻塞性睡眠呼吸暂停表现为在睡眠过程中，患者由于气道阻塞反复出现气道气流减少，每晚可多次发作，在某些情况下每小时甚至可达 5 次或 5 次以上。气道的阻塞可导致窒息和组织缺氧，从而使血压升高。此外窒息缺氧时机体的心率和每搏输出量均增加，它们会导致 CO 的改变。睡眠呼吸暂停会引起血压水平发生明显的改变；在一次呼吸暂停发作时，收缩压升高可达到 300mmHg。阻塞性睡眠呼吸暂停最有效的治疗方法就是持续的气道正压呼吸。

继发性高血压的其他病因

糖皮质激素的生成增多可能导致库欣综合征。在高浓度情况下，糖皮质激素能够表现出强烈的盐皮质激素作用，从而导致高血压。有趣的是，库欣综合征的血压增高多表现为舒张期高血压。此外，其他诸多的内分泌失调，例如甲状腺功能紊乱、甲状旁腺功能亢进和肢端肥大症同样与高血压相关。

很多药物（处方药和非处方药）也可能导致血压升高。口服避孕药的女性可能成为高血压患者。改变药物的剂型或者选择其他计划生育的方法能够增强对血压的控制。

最后，摄入过多酒精可能导致高血压。每天喝 2 ~ 3 瓶酒精饮料的人发生高血压的风险为他人的 2 倍。减少酒精摄入能使血压下降。

（王礼春　庄晓东　廖新学）

第 4 章

高血压的非药物治疗

4

概　述

高血压增加 CVD 的发病率和死亡率。幸运的是，通过控制血压水平可以降低增加的风险。轻度原发性高血压或高血压前期患者可能不需要药物治疗就能控制血压至正常水平，因为生活方式干预也能达到降压的目标。

相较药物治疗而言，生活方式干预作为高血压的治疗具有许多优点，包括降低成本负担、减少降压药物相关副作用等，例如患者服用血管紧张素转换酶抑制剂容易发生咳嗽甚至更严重的影响，潜在患有左心室心肌功能障碍的患者服用 β 受体阻滞剂时可能发生心脏衰竭。

生活方式干预控制血压

生活方式干预不仅有利于高血压的控制，同时也利于获得健康的生活方式（表 4.1）。例如，改变饮食和锻炼疗法治疗高血压具有降低 CVD 和糖尿病危险因素的好处。许多生活方式的改变正是纠正了原发性高血压的发病机制（例如吸烟、饮酒以及过多钠摄入）。

表 4.1　通过改变生活方式控制高血压举例

- 改善饮食
  - 增加纤维
  - 增加钾、钙和镁
  - 减少钠
- 减少酒精
- 降低体重
- 减少吸烟
- 增加身体活动

增加运动

运动提供了许多健康益处，包括更好的心血管健康、减少应激、降低血脂

29

等。长期运动方案可降低高血压风险，缺乏定期锻炼则会增加高血压发病。原发性高血压患者定期运动可以使血压降低 5～15mmHg。一项关于运动降低血压的研究表明，运动能降低收缩压 6mmHg 和舒张压 3mmHg。高血压前期患者可见类似结果。运动对血压的影响在年轻人和中年人中最明显。

运动类型、持续时间和频率也影响血压。对于长期血压控制，力量训练和有氧运动都是有益的，而有氧运动更有效。有氧运动的强度比频率更重要，只要达到基线频率水平。例如，每周 3 次剧烈运动 1 小时比每周 6 次中度运动 30 分钟更改善血压。运动降低血压的机制尚待阐明，也许是运动后循环去甲肾上腺素减少，从而减少 SVR 和 CO，最终降低血压。运动可以提高整体心血管健康和降低体重，改善肥胖。这些都是运动的额外获益。

尽管运动有益于高血压的控制，但在实际运动时必须谨慎进行。运动期间和运动后即刻血压通常会升高。体力活动增加会刺激 SNS，导致肾上腺素受体激活并增加 SVR 和 CO。在力量训练中，BP 可以高达 300/125mmHg，主要由于骨骼肌收缩导致 SVR 升高和 BP 上升。有氧运动也增加 CO，导致收缩压升高，但舒张压变化不太明显。有氧运动往往使运动肌群血管舒张以提高血流量。舒张压保持不变，甚至略有下降，因为有氧运动相关的 SVR 下降。

减轻体重

高热量饮食和低体力活动导致超重，肥胖患病率增加并日渐流行。减肥是超重人群高血压生活方式干预治疗的重要方面。数项研究表明体重减少可导致血压降低并减少降压药用量。例如，体重降低 10% 可使血压平均降低 4.3/3.8mmHg。一项荟萃分析显示体重每降低 1kg（2.2 磅），收缩压平均降低 1.6mmHg，舒张压平均降低 1.3mmHg。长期研究也支持体重和血压升高的相关性。一项随访者超过两年的研究显示，体重每减少 10kg（22 磅），血压平均降低 6/4.6mmHg。一项关于 1200 名超重人群的 8 年研究证明，体重平均减少 6.8kg 可降低发展为高血压风险的 22%。50～65 岁人群风险降低更多，可达 26%。

体重过重可能导致诸多引起高血压的变化，包括增加 CO、左心室改变、降低肾功能以及改变胰岛素信号。减轻体重可以改善这些情况。降低 CO 可降低心血管系统张力，从而预防持续的 LVH 和脉管系统重塑。降低体重也可以通过增加一氧化氮相关信号通路的血管扩张来改善内皮细胞功能。胰岛素敏感性和葡萄糖耐受性也可通过减重提高。改善胰岛素敏感性可恢复血压正常患者的血管舒张，从而提高 SVR 调控。

改变饮食

饮食改变可以通过减少肥胖、减少钠摄入和改善矿物质不足而降低血压。饮食方案控制高血压（DASH）研究证实健康饮食有益于改善高血压。这项研究比较了平均水果蔬菜饮食与高水果和蔬菜饮食对血压的影响。DASH 饮食研究发现中高水果和蔬菜饮食人群血压更低（图 4.1 和图 4.2）。对高血压患者的效果最为显著，平均血压下降 11.4/5.5mmHg。结合减少热量、限制钠摄入（根据 DASH 研究）能叠加饮食的降压效果。饮食也改善高血压的进展。一项关于高血压前期患者的 5 年研究观察了日常饮食低钠、减少酒精和减肥饮食的效果。结果发现几乎 20% 的日常饮食患者发展成为高血压，而限制钠摄入饮食患者的患病率仅不到 10%。

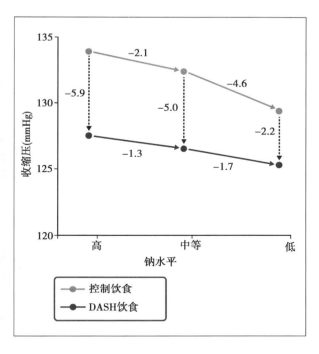

图 4.1　饮食中盐摄入对血压的影响。（Adapted from Sacks FM, Svetkey LP, Vollmer WM et al.（2001）Effects on blood pressure of reduced dietary sodium and the dietary approaches to stop hypertension（DASH）diet. N Eng J Med 344：3-10. ）

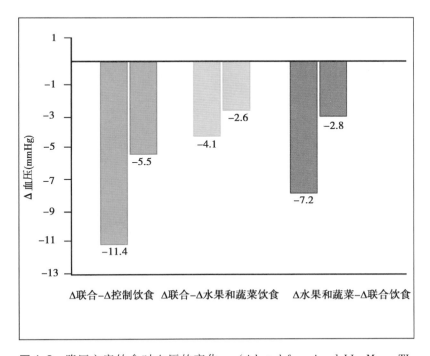

图 4.2　降压方案饮食时血压的变化。（Adapted from Appel LJ, Moore TJ, Obarzanek E et al.（1997）A clinical trial of the effects of dietary patterns on blood pressure. DASH Collaborative Research Group. N Eng J Med 336：1117-1124. ）

　　饮食中的某些成分被证明在预防高血压中发挥重要作用。例如，减少钠、增加钾和钙能降低血压。增加钙的效果较小（平均降低 1.44/0.8mmHg），而增加钾通常会导致血压下降幅度更大。此外，各种添加剂也会影响 BP，如高鱼油饮食降低收缩压 6mmHg 和舒张压 4mmHg。降压机制暂未知，高鱼油饮食的长期健康影响也不清楚。素食饮食因其高纤维含量而降低血压。

减少钠摄入

　　过量钠摄入被认为是血压升高的危险因素，钠摄入减少在正常血压、高血压前期和高血压患者中均能降低血压。一项荟萃分析表明减少钠盐摄入量 75mEq/d 四周后能使血压下降。血压正常人群血压降低 2/1mmHg，高血压患者血压下降 5/3mmHg。减少钠摄入的降压效果需要数周时间才能显现，因此长期维持这种饮食改变对控制血压很重要。

　　限制钠摄入量通过改善肾功能控制血压。当限制钠摄入量时，钠潴留减少，从而减少 CO 和液体量。然而，当患者严格减少钠摄入时，可能导致脱水倾向增加，尤其在天气炎热时。

　　钠摄入量减少提升许多降压（或其他）药物的功效，因为减少液体潴留可以增加药物浓度。钠摄入减少也降低容量负荷及其不良影响，如减少下肢静脉曲张患者的外周水肿。减少液体体积激活 RAAS 系统，血浆肾素浓度增加，从而使血压水平更依赖于 RAAS 活性，使靶向 RAAS 通路药物发挥更大效力，尤其是血管紧张素转换酶抑制剂和 AT II 受体拮抗剂（ARB 类药物）。而钙通道阻滞剂类（CCBs）降压药物的降压效果不随减少钠摄入而增加。

　　尽管减少钠摄入过去一直作为控制血压的手段，"盐辩论"仍在继续。两个荟萃分析表明减少盐摄入对血压正常个体的血压影响很小或几乎可以忽略不计。还有一些小型实验质疑钠摄入量和血压之间是否有明确"关联"，并且它们也被用于反对公共卫生关于减少人口盐摄入量的建议。

　　最近，人群队列研究表明限制钠摄入后，收缩压而非舒张压发生变化，这种变化与钠排泄量相关。低钠排泄量与较高 CVD 死亡率相关。另一项最近公布的荟萃分析未发现膳食减少钠摄入能减少心血管病死亡率和事件。

　　鉴于膳食钠在心血管疾病风险中的作用至今仍存在争议，今后研究重点应放在严谨、长期、大规模的随机对照试验以阐明"绝对"的膳食钠减少对心血管有益。这些试验需评估人群层面的持续减少盐摄入量并且符合目前公共健康指南。理想情况下，食品行业自觉减少盐摄入的效应也将进行评估，因为这可能是减少大规模人口的盐摄入量的切实可行方法，而非只注重个体的饮食建议。

减少酒精摄入

　　减少酒精摄入可以降低血压。虽然许多研究表明每日适度饮酒，尤其红葡萄酒，对健康有好处，但酒精过量摄入会使血压升高。每日饮酒 2 次（例如，2 杯 12 盎司［355 毫升］啤酒）的人群与不饮酒人群对比，前者的高血压发病率是后者的 2 倍。酒精对高血压发病率的影响与酒精摄入量相关。减少酒精摄入是最快捷改善血压的生活方式干预。一项荟萃分析发现戒酒后血压平均下降 3.3/ 2mmHg。这种下降依赖于持续戒酒，如恢复饮酒那么血压可回升至之前水平。

其他生活方式干预

还有一些其他生活方式干预可改善血压。已知咖啡因可导致血压短期升高，经常摄入咖啡因可以升高血压 5/3mmHg。对于一些患者，减少咖啡因摄入可降低血压。另一个重要的生活方式干预是戒烟，烟碱可导致血压短期升高，部分由于血管收缩增加。戒烟的患者同时获取许多其他健康益处，特别是降低 CVD（除降低血压的影响外）和癌症的风险。

（庄晓东　廖丽贞　廖新学　译）

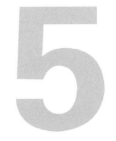

第 5 章

高血压管理

概 述

当患者已经进行了足够长时间的生活方式调整后血压仍然不能达标时，推荐使用降压药物进行下一步治疗。虽然多个指南提出不同的起始治疗方案，但是他们一致认为，降压药物治疗是过去50年来脑卒中和冠心病死亡率下降的主要原因之一。在临床试验中，降压药物与安慰剂或不治疗相比，可使致死性或非致死性脑卒中减少约33%，使心肌梗死减少约15%，使心力衰竭减少约36%，使全因死亡率减少12%左右。最新的荟萃分析（Meta分析）表明，尽管各种降压药物发挥降压作用的分子机制不同，但他们都可以通过降低血压起到心血管保护的作用。

降压治疗

血压管理目标

尽管流行病学数据表明，血压低于115/75mmHg时的心血管事件发病率及死亡率最低，但最近几项研究显示过度降低血压未必能更好地预防心血管事件。传统认为所有高血压患者的降压目标为低于140/90mmHg。最新的指南推荐对于糖尿病、慢性肾脏病和已存在基础心脏疾病患者的血压管理目标应定为低于130/80mmHg。然而这些目标是存在争议的，因为其证据是从其他治疗领域的临床试验中的亚组分析或推断得来（例如，在降脂治疗中，对于高危患者而言，逐步降低的血压目标是有益的）。相对而言，没有临床试验将高血压患者随机分至不同的目标治疗组。但最近有一项名为"控制糖尿病患者心血管风险行动——血压控制"（the Action to Control Cardiovascular Risk in Diabetes - Blood Pressure，ACCORD-BP）的临床试验显示，被随机分配至控制收缩压低于120mmHg组的高血压糖尿病患者没有明显获益。由于缺乏直接的临床试验证据，各种指南为不同亚组的高血压患者提供了不同的血压目标。尽管缺乏证据支持，但对于高危患者将血压控制在低于普通推荐的血压目标之下已达成共识。

单药治疗

目前已逐渐意识到只有一小部分高血压患者仅用单一降压药物即可控制血压到目标值。最广泛使用的初始降压药物类别有（按历史排序）：利尿剂、钙通道阻滞剂（CCB）、血管紧张素转换酶抑制剂（ACEI）、血管紧张素 II 受体拮抗剂（ARB）。一些专家会将 β 受体阻滞剂加入以上列表，但最新 Meta 分析（使用阿替洛尔的临床试验占很大部分）提示初始使用 β 受体阻滞剂在预防心血管事件方面是显著逊色于其他降压药物的。

大多数指南认为，如果患者处于某种特定降压药物可以明显改善其预后的情况下，该药物可作为初始治疗方案控制血压。例如，近期发生过心肌梗死的患者使用 β 受体阻滞剂可以获益，推荐使用 β 受体阻滞剂降压减少死亡及复发的风险。所有指南委员会均承认即使是一线药物也有禁忌证（包括过敏反应）。对于无并发症的高血压患者，不同的指南在最合适的初始治疗上未达成共识。在美国，名为"降压及降脂治疗预防心脏病发作"（the Antihypertensive and Lipid-Lowering Treatment to Prevent Heart Attack Trial，ALLHAT）的临床试验影响了 JNC-7 的指南制定者，它推荐使用低剂量的噻嗪化物或噻嗪类利尿剂治疗"最"简单第一阶段（血压 140~159/90~99mmHg）的高血压患者。在英国，Anglo-Scandinavian 心脏终点试验（the Anglo-Scandinavian Cardiac Outcomes Trial，ASCOT）青睐使用 CCB 联合或不联合 ACE 抑制剂，而不是 β 受体阻滞剂联合或不联合利尿剂。因此，英国指南推荐 CCB 或利尿剂用于老年或黑种人的高血压患者，而 ACE 抑制剂用于年轻或白种人的高血压患者。欧洲指南认识到，较少患者能通过单药治疗达到个体血压目标，因此他们将更重视研究合适的降压药物组合，而不是初始治疗建议。

联合药物治疗

最近的 Meta 分析表明，中等剂量的两种药物联合应用控制血压比使用最大剂量的其中任何一种药物的效果更好。这种做法有利于避免药物的常见副作用。低剂量的利尿剂和任何一种 ACE 抑制剂、ARB 或（直接）肾素抑制剂（DRI）联用可能有利于维持正常血钾和血糖。联用一种 CCB 和 ACE 抑制剂或 ARB 与单用较高剂量的 CCB 比较，前者下肢水肿的发生率更低且严重程度也较轻。许多目前存在的单片复方制剂使用了以上组合，这可以改善长期服用降压药物患者的依从性，对于减少心血管事件的发生非常必要。虽然 JNC7 建议联合药物治疗一般应包括一种利尿剂，但最近一项名为"通过联合治疗避免以收缩压升高为主的高血压患者的心血管事件"（Avoiding Cardiovascular Events through Combination Therapy in Patients Living with Systolic Hypertension，ACCOMPLISH）的研究可能拓宽了药物的选择，它并不推荐使用利尿剂，这项结果可能会出现在下一版的美国指南中。美国食品和药物监督管理局近期批准了多个单片复方制剂作为一线用药，尤其是预计使用单药难以使血压达标时。

表 5.1 所示为 2011 NICE 指南中可选择的降压药物和其剂量。

表 5.1　降压药物和其口服剂量

	剂量（mg/d）		剂量（mg/d）
利尿剂		**β 受体阻滞剂**	
氢氯噻嗪	12.5 ~ 50	普萘洛尔	40 ~ 240
吲达帕胺	1.25 ~ 5	阿替洛尔	25 ~ 100
氯噻酮	12.5 ~ 50	美托洛尔	50 ~ 200
甲苯喹唑酮	2.5 ~ 10	比索洛尔	2.5 ~ 20
呋噻米	20 ~ 240	奈比洛尔	5 ~ 40
布美他尼	0.5 ~ 4	吲哚洛尔	10 ~ 50
托拉噻米	0.5 ~ 4		
依他尼酸	25 ~ 100		
保钾利尿剂		**α + β 受体阻滞剂**	
阿米洛利	5 ~ 10	拉贝洛尔	200 ~ 100
氨苯蝶啶	25 ~ 100	卡维地洛	12.5 ~ 100
醛固酮受体拮抗剂		**α1 受体阻滞剂**	
安体舒通	25 ~ 100	哌唑嗪	2 ~ 20
依普利酮	50 ~ 100	多沙唑嗪	1 ~ 16
		特拉唑嗪	1 ~ 20
血管紧张素转换酶抑制剂		**中枢 α 受体阻滞剂**	
		可乐定	0.2 ~ 1.0
贝那普利	5 ~ 40	甲基多巴	500 ~ 2500
卡托普利	25 ~ 150	莫索尼定	0.2 ~ 0.6
依那普利	5 ~ 40		
赖诺普利	5 ~ 40	**外周 α 受体阻滞剂**	
培多普利	4 ~ 16	利血平	0.05 ~ 0.15
群多普利	1 ~ 4	胍乙啶	10 ~ 100
钙通道阻滞剂		**血管紧张素 Ⅱ 受体拮抗剂**	
氨氯地平	2.5 ~ 10		
非洛地平	2.5 ~ 20	普米沙坦	40 ~ 80
硝苯地平	30 ~ 120	缬沙坦	80 ~ 320
尼卡地平	60 ~ 120	氯沙坦	50 ~ 100
西尼地平	5 ~ 20	坎地沙坦	8 ~ 32
维拉帕米	90 ~ 480	依普沙坦	400 ~ 800
地尔硫䓬	120 ~ 480	伊贝沙坦	150 ~ 300
		奥美沙坦	20 ~ 40
直接血管扩张剂		**直接肾素抑制剂**	
肼屈嗪	50 ~ 200	阿利吉仑	150 ~ 300
米诺地尔	5 ~ 100		

降压药物的要点

利尿剂

液体容量和细胞外液增加是原发性高血压的重要发病机制。从高血压的药物治疗开始，不论是单药使用还是联合用药，利尿剂始终是液体管理的基石。至今为止，所有国家和国际指南均推荐利尿剂作为初始药物的选择。因此，利尿剂对高血压长期治疗很关键。噻嗪类利尿剂在临床试验、疗效研究及临床应用中最为广泛使用，且当肾功能正常时非常有效。在慢性肾脏病（chronic kidney disease，CKD）或肾小球滤过率（glomerular filtration rate，GFR）降低时也可首选噻嗪类药物。

噻嗪类利尿剂对于高血压的影响分为急性期、亚急性期和慢性期。其中噻嗪类药物慢性期的降压效果最佳。利尿作用的主要部位是肾脏远曲小管中的钠/氯泵（图5.1）。噻嗪类的急性期和亚急性期也促进水钠排泄，但长期血流动力学效应由持续血管反应（sequential vascular response，SVR）介导，所以噻嗪类的急性期和亚急性期的降压效果逊色于慢性期。噻嗪类利尿剂可每日服用一次。老年人的起始剂量为每日12.5mg，可逐渐加量，但很少会超过每日50mg。

某些患者对噻嗪类利尿剂较为敏感（血压影响率较高），例如老年人、黑人及糖尿病患者。一般情况下，容量负荷高（低血浆肾素活性）的患者对利尿剂反应较好。低钠饮食可增强利尿剂的效果。通常利尿剂用于高血压长期治疗是安全的，但应监测相关副作用，特别是血容量不足、低钠血症、低钾血症、高尿酸血症、高血糖和血脂异常等情况。镁丢失可能加重利尿引起的低钾血症。

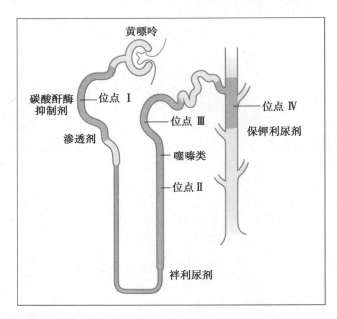

图5.1 利尿剂的作用位点

除了水肿，袢利尿剂通常不用于肾功能正常的患者。它们通常（并且经常为必要的）用于肾功能损害的患者。袢利尿剂作用较噻嗪类强，但作用持续时间较短，因此至少每日服用两次。袢利尿剂作用于髓袢升支，抑制钠氯的重吸收。目前没有关于利尿剂应用于高血压治疗的长期或疗效研究，而只有几个关于噻嗪类利尿剂的阳性结果，例如退伍军人管理局（Veterans Administration，VA）合作研究、ALLHAT 研究、多危险因素干预试验（the Multiple Risk Factors Intervention Trial，MRFIT）和老年人收缩期高血压项目（the Systolic Hypertension in the Elderly Program，SHEP）。

利尿剂是第一类可以改善患者预后的降压药物，虽然在早期试验中他们通常与其他药物联合应用。他们的主要作用是减少水钠潴留，尽管有一些利尿剂还有可能作用于钙通道的扩血管特性。噻嗪类利尿剂主要作用于肾远曲小管，它是最常用的利尿剂，尤其对于肾功能正常的患者，尽管其目前使用剂量远低于早期临床试验。较低剂量可以减少副作用的发生率和严重性，特别是长期应用噻嗪类药物会导致代谢相关副作用的低血钾症。利尿剂的降压效应可以被饮食或其他形式的钠摄入及非甾体类抗炎药物（non-steroidal anti-inflammatory drugs，NSAIDs）所减弱。多数权威机构认同氯噻酮比氢氯噻嗪（双氢克尿噻）的降压效果更明显及持久。氯噻酮的这种特性解释了两项看似不同的结果，这两项研究分别是ALLHAT（氯噻酮"在预防一种或多种形式的心血管疾病中更有效"）与 ACCOMPLISH 试验（贝那普利联合氢氯噻嗪疗效劣于贝那普利联合氨氯地平）。

袢利尿剂主要作用于髓袢升支边缘，主要用于慢性肾脏病 3 期以上的患者。它们也经常用于心力衰竭的患者，使用频次一般为每日两次。如果短效的呋塞米或布美他尼每天仅使用一次，那么患者在早晨给药前的 12～18 小时可发生液体潴留，特别是在晚餐包含了大部分日常饮食钠的情况下。袢利尿剂和噻嗪类利尿剂均是磺胺类药物，对磺胺过敏的患者禁用，此类患者可每日两次口服利尿酸。

醛固酮拮抗剂已有多年临床使用经验。近来发现醛固酮为心血管疾病和高血压的中介者，因此大家对醛固酮受体拮抗剂在治疗高血压和慢性心力衰竭的作用重新产生了兴趣。除了原始的醛固酮受体拮抗剂（安体舒通），选择性醛固酮受体拮抗剂依普利酮也已上市。醛固酮在导致细胞外液容量增加、心血管肥厚、血管收缩和系统血压升高等方面发挥了多种生理性和病理性作用。因此，醛固酮受体拮抗剂可作为治疗高血压及慢性心力衰竭的联合用药。醛固酮受体拮抗剂早已成为治疗原发性醛固酮增多症（primary aldosteronism，PA）的药物选择。

醛固酮受体拮抗剂最好与噻嗪类利尿剂联用。除了有益于心血管系统，醛固酮受体拮抗剂还可作用于肾脏，达到轻度排钠及维持血钾浓度的作用。在实验研究中，它们可以逆转心肌纤维化。醛固酮受体拮抗剂（尤其是螺内酯）对于治疗高血压非常有用，因为一些研究已经证实螺内酯的降压效应显著。选择性醛固酮受体拮抗剂依普利酮和螺内酯同样有效。醛固酮受体拮抗剂的副作用包括腹部不适、男子乳腺发育、性功能障碍等，但依普利酮的副作用发生率较小。易感人群如肾功能不全或正在使用其他肾素-血管紧张素-醛固酮系统（RAAS）阻滞剂的患者（图 5.2）在使用醛固酮受体拮抗剂时容易发生钾潴留和高钾血症。因此，建议在使用醛固酮受体拮抗剂时特别注意患者有无发生高钾血症。

保钾利尿剂最常与噻嗪类联用。两种醛固酮受体拮抗剂（安体舒通和依普利酮）大量用于心力衰竭和醛固酮增多症的患者。

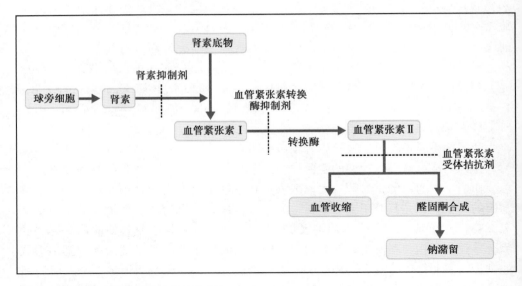

图5.2 肾素-血管紧张素-醛固酮系统

钙通道阻滞剂

钙通道阻滞剂原本用于治疗冠脉疾病，但随后被批准用于治疗高血压。钙通道阻滞剂的作用机制是通过阻断 L-型电压通道引起血管舒张。二氢吡啶类（Dihydropyridine，DHP）钙通道阻滞剂（例如硝苯地平、氨氯地平、尼卡地平）比非二氢吡啶类钙通道阻滞剂（如维拉帕米和地尔硫䓬）的降压效果好。二氢吡啶类钙通道阻滞剂在高血压治疗中应用较广，而地尔硫䓬和维拉帕米更优先用于冠脉疾病及心律失常。因为二氢吡啶类钙通道阻滞剂会引起显著的血管扩张，可能导致反射性交感兴奋，而非二氢吡啶类钙通道阻滞剂不会发生此情况。二氢吡啶类钙通道阻滞剂的副作用包括潮红、头痛、外周水肿和牙龈增生等。非二氢吡啶类钙通道阻滞剂的副作用包括便秘和心动过缓。ASCOT 试验的结果表明，氨氯地平的疗效优于阿替洛尔，"缬沙坦长期治疗高血压的疗效评估"（Valsartan Antihypertensive Long-term Use Evaluation，VALUE）研究的结果则表明，氨氯地平的疗效优于缬沙坦。在"国际维拉帕米 SR-群多普利"（International Verapamil SR-Trandolapril，INVEST）研究中，维拉帕米较阿替洛尔获益更多。

钙通道阻滞剂可分为两个药理亚组：二氢吡啶类和非二氢吡啶类如维拉帕米/地尔硫䓬（以及相关化合物）。后者通常有负性肌力和负性频率作用，而二氢吡啶类具有血管选择性且可以提高心率，特别是使用速效制剂时。所有钙通道阻滞剂抑制钙内流入平滑肌细胞，引起血管舒张。多种钙通道阻滞剂已经被批准用于心绞痛患者。维拉帕米可导致剂量相关的便秘；速效二氢吡啶类复合物可引起潮红、心动过速和剂量依赖性的下肢水肿，而长效制剂只会引起下肢水肿。饮食钠及非甾体类抗炎药物对钙通道阻滞剂的降压作用影响较小。虽然过去的研究表明钙通道阻滞剂与其他类别的高血压药物相比会显著增加心血管事件的危险性，但最新的 Meta 分析表明它们预防卒中和冠脉事件的效果与利尿剂相似。然而，无论使用哪一种钙通道阻滞剂均会增加心力衰竭的风险（约44%）。这可能与它们引起剂量依赖的液体潴留相关，也与维拉帕米和地尔硫䓬引起左室射血分数降低有关。

肾素-血管紧张素-醛固酮系统抑制剂

血管紧张素Ⅱ是通过对血管和组织血流负性作用等病理生理学机制在高血压发病和造成靶器官损害（Target organ damage，TOD）中起作用的。血管紧张素Ⅱ发挥多重效应，除了影响血流动力学还涉及凝血途径。因此，肾素-血管紧张素-醛固酮系统（Renin- angiotensin- aldosterone system，RAAS）阻滞剂如 ACE 抑制剂和 ARB 类药物有显著的治疗意义。RAAS 抑制剂如 ACE 抑制剂和 ARB 类药物不仅能降低高血压患者的血压，还能防止靶器官损害。多种 ACE 抑制剂和 ARB 类药物可用于治疗高血压、慢性心力衰竭、糖尿病肾病和其他高危患者。

虽然 ACE 抑制剂和 ARB 类药物可以在药理学、药效动力学和药代动力学上加以区分，但这些属性并不会为临床医生在选择高血压治疗药物时提供帮助。目前已经提出了高亲脂性 ACE 抑制剂可以提供"组织选择性"，如雷米普利和喹那普利，但并没有显示出临床优势。ACE 抑制剂和 ARB 类药物的主要作用机制是抑制 RAAS（图5.3），并有抑制交感神经系统（sympathetic nervous system，SNS）的作用。ACE 抑制剂能激活缓激肽，但此效应对血流动力学的影响如何尚不明确。ARB 与 ACE 抑制剂降低血压的程度相仿，但前者没有明显激活缓激肽的效应。虽然 ACE 抑制剂和 ARB 类药物在高血浆肾素活性（plasma renin activity，PRA）的患者中更为有效，但治疗指南不推荐测量 PRA 作为药物选择的依据。大多数高血压患者需要不同降压机制的药物联合治疗，因此 PRA 的水平对选择 ACE 抑制剂或 ARB 类药物并不重要。ACE 抑制剂联合其他类型的降压药物可达最佳效果。一种 ACE 抑制剂联合一种利尿剂或一种钙通道阻滞剂治疗高血压非常有效。使用 ACE 抑制剂的患者应监测其副作用（例如干咳、血管神经性水肿、氮质血症、高钾血症等）。

ARB 类药物与 ACE 抑制剂疗效相似，其通过结合血管紧张素受体来阻断血管紧张素的作用来治疗高血压。ARB 类药物与 ACE 抑制剂在药理学方面有所不同（例如前体药物转化、代谢、半衰期、生物利用度等），但在临床疗效与耐受性上相似。ARB 类药物通过抑制 RAAS 作用于受体可引起 PRA 反射性上升，但因其抑制了血管紧张素在血管的作用位点而并不会产生相反的作用。ARB 类药物与 ACE 抑制剂均被推荐用于高血压、糖尿病肾病、慢性心力衰竭等高危患者。ARB 类药物在生化和肾脏方面的副作用也与 ACE 抑制剂相当，但干咳与血管神经性水肿较为少见。妊娠为所有 RAAS 阻滞剂的禁忌证。ARB 类药物与利尿剂和其他降压药物例如钙通道阻滞剂联用时最为有效。

血管紧张素转换酶抑制剂

ACE 抑制剂抑制血管紧张素Ⅰ向血管紧张素Ⅱ的转化，产生舒张血管和降低

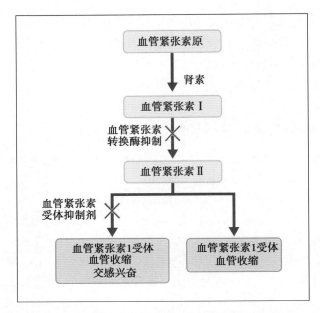

图5.3　肾素-血管紧张素-醛固酮系统的药理学抑制作用

血压的效果。因为它同时抑制缓激肽的水解，可能会导致干咳（7%～12%）和血管神经性水肿（0.7%）。作为抑制 RAAS 的药物，ACE 抑制剂可以使肾动脉狭窄的患者出现急性肾损伤（acute kidney injury，AKI）。同时它们也能导致畸形和出生缺陷，因此禁用于妊娠妇女。

ACE 抑制剂通常能有效地降低血压，但饮食中或其他来源的钠会降低其效应，且如果同时使用 NSAIDs 类药物可能会引起肾功能损害。在临床试验中，它们是预防冠心病最有效的药物，因为一些理论认为它们能带来"超越控制血压的其他获益"。ACE 抑制剂对心力衰竭或慢性肾脏病患者也有效（特别是 1 型糖尿病和非糖尿病的慢性肾脏病患者）。所有 ACE 抑制剂制作成普通剂型的药物即可，与其他抑制 RAAS 的药物相比，其成本较低，这也是它受到药典委员会青睐的原因。

血管紧张素受体拮抗剂

ARBs 通过结合其亚型 1 受体抑制血管紧张素Ⅱ，可导致血管舒张和血压降低。与 ACE 抑制剂不同是 ARBs 几乎不引起干咳和血管性水肿，但致畸或引起肾动脉狭窄患者的急性肾衰竭的风险与 ACE 抑制剂相似。某些 ARBs 已经被批准用于 2 型糖尿病和心力衰竭患者，可单独使用或与 ACE 抑制剂联用。最近有关 ARBs 与钙通道阻滞剂（VALUE 试验）联用和与安慰剂联用（Telmisartan Randomized Assessment Study in ACE Intolerant Subjects with Cardiovascular Disease，TRANSCEND 试验；Prevention Regimen for Effectively Avoiding Second Strokes Study，PRoFESS 试验）比较的临床试验结果让人失望。然而，这些试验的设计一直被人诟病，要么是因为治疗药物剂量太低导致无法观察到降压效应（如 VALUE），要么是因为随机药物是在已经有其他降压药物或预防治疗的前提上加用的，而不是初始治疗（TRANSCEND，PRoFESS）。目前没有 ARBs 和利尿剂的直接比较，因为几乎所有的 ARB 试验均将利尿剂作为二线治疗。ARBs 的主要优势是它们相对较轻的副作用，这可能是它们为所有高血压药物中在临床实践中持续使用率最高的原因。正在进行的替米沙坦单独或与雷米普利联用的全球终点试验（Ongoing Telmisartan Alone and in combination with Ramipril Global Endpoint Trail, ONTARGET）的结果表明，一种 ARB 联合一种 ACE 抑制剂的组合应用降低血压的效果比单用一种药物稍有增强，不显著提高临床疗效，可能会发生更高概率的副作用（特别是肾脏方面的副作用）；同时这项试验还表明，替米沙坦，作为一种 ARB，与 ACE 抑制剂在预防心血管并发症中一样有效。

直接肾素抑制剂

最近几年，抑制肾素与血管紧张素原结合及阻止 AT I 的产生的化合物已有进展。这些化合物阻断 RAAS 的限速步骤，并且轻微剂量就能降低血压。第一批次进入市场的此类化合物具有良好的耐受性并且与低剂量利尿剂、CCB 和 ARB 联用效果良好，但与 ARB 联用时会发生高钾血症和肾功能受损。因为肾素抑制剂是一类新药物，现在尚无长期研究的结果，但在心力衰竭、蛋白尿和左心室肥厚患者的短期替代试验中，该化合物已经能使上述患者获益。

近日，2 型糖尿病患者心肾终点的阿利吉仑（Aliskiren）试验（ALTITUDE，一项国际、随机、双盲、安慰剂对照的平行组研究）旨在研究 DRI 阿利吉仑结合一种 ACE 抑制剂或 ARB 是否会减少广泛高风险的 2 型糖尿病患者的主要心血管和肾脏疾病的发生和死亡事件。然而，这项研究因在服用阿利吉仑结合 ACE 抑制剂或 ARB 的患者中，不良事件（例如 18 ~ 24 个月后非致命性脑卒中、肾脏并发症、高钾血症、低血压）发生率增加而提前终止。

β - 受体阻滞剂

β - 肾上腺素能阻滞剂是多年来广泛使用的降压药。然而，最近的一项荟萃分析强烈呼吁 β 受体阻滞剂缺乏对高血压患者的心脏保护作用。虽然获得这些数据的研究使用的是旧 β 受体阻滞剂药物如阿替洛尔，但是 β 受体阻滞剂治疗高血压的作用已受到质疑。对比新型血管舒张 β 阻滞剂，例如奈必洛尔和卡维地洛，在治疗高血压方面和旧 β 受体阻滞剂一样有效，他们对代谢有利，副作用较少。β 受体阻滞剂通过抑制 SNS 和阻断肾素释放机制来发挥降压作用。所有 β 受体阻滞剂，不论其药理性质（心脏选择性、脂溶性和内在拟交感活性），均有相似的降血压效果。旧 β 受体阻滞剂因其作用时间短、不抵消 α 介导的血管收缩且缺乏对主动脉（中央）血压的作用而可能无法发挥有益的作用。相比之下，血管舒张性 β 受体阻滞剂持续作用时间较长、有血管扩张作用、降低主动脉（中央）血压，并且不会导致经典的 β 受体阻滞剂的副作用，如疲劳、认知困难、四肢无力、勃起功能障碍和支气管痉挛。

β 受体阻滞剂治疗冠心病和代偿性慢性心力衰竭患者的有益作用已通过几个临床试验得到证实。直接扩张血管的 β 受体阻滞剂较传统 β 受体阻滞剂有一些血流动力学和代谢的优势，但缺乏高血压患者的结果数据。

虽然作为传统可接受的一线高血压治疗用药，β 受体阻滞剂（尤其是阿替洛尔，70% 的临床试验数据包含）目前无论在美国或英国指南中均不建议作为无并发症的高血压患者的初始治疗用药。β 受体阻滞剂的降压作用有 4 种可能的机制：①抑制肾脏肾小球旁器的肾素释放；②降低中枢神经系统紧张性交感流出；③减少心肌收缩力；④扩张动脉血管。其他机制包括在水溶解性、内在拟交感活性、膜稳定活性及其他方面的作用（例如 α1 阻断活性，增强一氧化氮的生物利用度）。一些 β 受体阻滞剂是心力衰竭治疗的有效二线药物（ACE 抑制剂后），不良反应包括心动过缓、乏力、支气管痉挛、劳累时呼吸困难和影响脆性糖尿病患者低血糖的识别。许多 β 受体阻滞剂降低高密度脂蛋白胆固醇水平，提高甘油三酯，并可能损害糖耐量。然而，他们在降低脉搏和血压中有效，并经常用于主动脉夹层患者以及其他适应证。

α - 受体阻滞剂

选择性 α1 受体阻滞剂，如哌唑嗪和多沙唑嗪，通过减少 SVR 降低血压。α1 受体阻滞剂的降压疗效等同于 β 受体阻滞剂和利尿剂。尽管他们作用机制引人注意，但由于缺乏有利的研究结果，α1 受体阻滞剂的使用已经减少。例如，ALLHAT 结果表明 α1 受体阻滞剂多沙唑嗪增加 CHF 风险。现在 α1 受体阻滞剂主要用于良性前列腺肥大的治疗（与其他药物组合）。治疗高血压的指南已经将 α1 受体阻滞剂降级。矛盾的是 α1 受体阻滞剂对左室肥厚、葡萄糖稳态和脂质代谢有良好效果，但却不改善预后。

α 阻滞剂通过结合平滑肌细胞上神经后 α1 肾上腺素受体，阻断神经肌肉传递，引起血管扩张。主要副作用有头晕、头痛、直立性低血压（尤其是"首剂"低血压）及跌倒和髋部骨折风险增加。ALLHAT 试验提前终止是由于多沙唑嗪引起的联合心血管事件显著增加（特别是心脏衰竭），α 受体阻滞剂已退居无并发症高血压的二线用药；ASCOT 试验则把多沙唑嗪列为三线用药。

其他降压药物

可乐定等中枢性 α2 受体激动剂（如甲基多巴，胍法辛）通过减少中枢神经系统交感流出而降低血压，小剂量即可引起血管扩张和血压下降。在较大剂量时，可发生镇静、口干、嗜睡等交感兴奋的副作用，这大概解释了退伍军人事务部（Department of Veterans Affairs Monotherapy）试验中可乐定是最不耐受药物的原因。短效 α2 激动剂的突然停药可能引起严重反跳性高血压，最好重新设定方案来治疗。可乐定是美国可用的唯一透皮降压药。

直接动脉扩张剂（肼苯哒嗪和米诺地尔）已在临床上使用多年，可导致血管壁平滑肌松弛。作为血管扩张的"直接"结果，他们会引起反射性心动过速并促进液体潴留。因此，直接血管扩张剂应始终联合 β 受体阻滞剂（阻断心动过速）和利尿剂（对抗液体潴留）使用。肼苯哒嗪和米诺地尔可活化交感神经张力，米诺地尔会引起更严重的液体潴留。

直接血管扩张剂不应用于顽固性高血压患者。因此，它们通常用作三线治疗，如肼苯哒嗪在 ALLHAT 试验中的使用。由于存在系统性狼疮的风险，肼苯哒嗪通常限制在 300mg/d 以内。米诺地尔可导致多毛症，因此在女性中耐受性较差。

顽固性高血压的肾脏去神经治疗

顽固性高血压是一个棘手的临床问题。虽然没有精确统计，但估计约有10%～12%的高血压患者治疗无效，因此称为顽固性高血压。当无并发症高血压患者血压持续高于140/90mmHg或糖尿病或CKD患者血压高于130/80mmHg，且使用至少3种降压药物（包括利尿剂）的最佳方案治疗无效时，称之为"顽固性高血压"；该术语也适用于需要4种降压药达到目标血压水平的患者。严格地说，顽固性高血压仅适用于遵从治疗方案后仍效果不佳的患者。顽固性高血压患者并发症的发生率、残疾和过早死亡的风险均较高。因此，需特别关注顽固性高血压患者。

治疗顽固性高血压的传统方法是联合应用最大剂量的传统降压药物。在许多情况下，排除致病因素后，直接血管扩张剂（肼苯哒嗪/米诺地尔）也被作为顽固性高血压联合用药的一种。顽固性高血压的病理生理机制之一是SNS过度活动。在最近几年，肾传入和传出神经明显影响SNS活动并有助于高血压发生。肾动脉和大脑的传入和传出通路加重SNS活性，从而导致高血压的发展。

脑交感神经活动和肾脏之间的连接中断已被证明可以降低血压。破坏肾传入和传出神经可降低血压。一种新的技术［肾脏去神经支配（RDN）疗法］已被证明在高血压患者中可大幅改善血压。通过导管，低频消融肾脏神经已经是一种控制顽固性高血压的安全方式。RDN作为控制顽固性高血压的方法目前正进行广泛研究，迄今为止结果是有希望的（图5.4）。进一步的经验和更多的临床试验将产生更多关于RDN治疗顽固性高血压患者效果的证据。

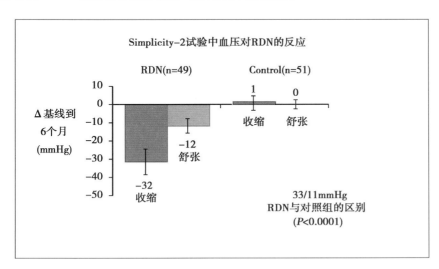

图5.4 Symplicity HTN-2 Trial 中肾脏去神经治疗的血压改变。（Adapted from Ram CVS，Wali M（2013）Renal denervation in resistant hypertension：an emerging novel therapy. J Clin Prev Cardiol 2：73-83.）

（夏文豪　庄晓东　廖新学　译）

第6章

高血压急症和亚急症

概　述

所有形式的高血压均有可能并发高血压危象，其发生主要取决于血压的绝对水平以及血压达到临界水平的迅猛程度。高血压危象的治疗要根据可能发生的并发症（例如主动脉夹层、心力衰竭等）来决定，而非由绝对血压水平决定。

病因学

按照惯例高血压危象分为急症和亚急症（表6.1和表6.2），但这个分类带有主观性。对于高血压急症，需要立即降压（一般在发病数小时内），否则预后不良。而高血压亚急症的即时危险较低，血压在数小时或数天内降低即可。然而，高血压急症和亚急症之间并没有明确的血压分界线。事实上，临床表现才是主治医师区分两者的依据。

表6.1　高血压急症举例

- 急进性/恶性高血压
- 高血压脑病
- 急性左心力衰竭
- 急性主动脉夹层
- 颅内出血
- 嗜铬细胞瘤危象
- 单胺氧化酶抑制剂加酪胺相互作用
- 子痫
- 药物引起的急性高血压

表6.2　高血压亚急症举例

- 急进性/恶性高血压
- 冠状动脉疾病相关性严重高血压
- 器官移植患者严重高血压
- 外科术前高血压
- 烧伤相关高血压
- 严重的、未控制的高血压

高血压急症

急进性和恶性高血压

尽管"恶性"高血压这种表述并不精确，但它却有着明显的病理特征，即肾脏及其他器官微循环及血管病变，也这是血压急剧升高的原因之一。临床工作中，急进性高血压血管病变最容易在视网膜看到（高血压视网膜病变），包括渗出、出血和动脉痉挛，但无视神经盘水肿。急进性高血压可进展为恶性高血压，标志是出现除上述表现外的视盘水肿（图6.1）。

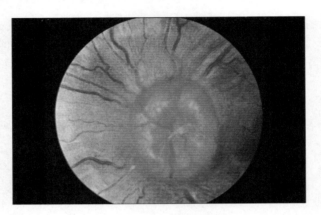

图6.1 恶性高血压患者的视神经盘水肿的眼底镜下图像

恶性高血压的血压水平异常升高，舒张压常超过130～140mmHg，但血压的异常升高并不能确诊为恶性高血压。出现血管损伤表现才能诊断为恶性高血压。剧烈头痛是恶性高血压的典型症状，常伴有视力模糊、失明、嗜睡和精神状态改变等症状。慢性心力衰竭是恶性高血压的并发症，这是由左心功能不全或因肾衰竭引起的急性尿潴留引起的。氮质血症也很常见，可伴有蛋白尿。如不立即治疗，肾功能会急剧恶化，部分患者甚至无法逆转。急进性/恶性高血压应住院治疗，首选重症监护病房。如果没有明确靶器官功能损害，可在普通病房密切观察。

恶性高血压的初始治疗一般选择静脉给药，当然口服药物也是可以的。ACEI、米诺地尔、可乐定、哌唑嗪、拉贝洛尔和硝苯吡啶也可用于恶性高血压的初始治疗。治疗方案的选择取决于医院的监护设施、患者状态和并发症等。

高血压脑病

高血压脑病是一种不常见但非常严重的重症高血压并发症。高血压脑病主要发生在长期血压控制不良或恶性高血压患者中，也可由血压在短时间内突发升高引起。高血压脑病需迅速诊断和治疗，未经处理的高血压脑病预后不良。高血压脑病的全面临床表现可能需要 12～48 小时演变。

高血压脑病的临床表现不仅与血压升高的严重程度有关，也与患者病情进展的缓急程度有关。病情急剧进展的多见于肾功能不全患者。一般发病后 12 到 48 小时才能观察到高血压脑病的临床表现。

严重的广泛性头痛是高血压脑病的重要症状。其他症状如谵妄、嗜睡和昏迷可同时或在头痛发作后出现。发病初期，患者可表现为焦躁不安，其他临床表现包括喷射性呕吐、视觉障碍、视力模糊、失明以及局灶性神经功能缺损。对于儿童患者，全身性或局灶性发作可能是高血压脑病的主要临床表现。

虽然对高血压脑病的患者反复复查血压均能发现血压升高，但是此病并没有固定的阈值（即高于这个血压，脑病就会发生）。专家指出，高血压脑病一般伴有小动脉痉挛、渗液及出血。大部分高血压脑病的患者还会表现出视神经盘水肿。

高血压脑病必须与其他由高血压引起的急性神经系统并发症鉴别，如脑梗死、脑出血（图 6.2）和尿毒症脑病。若降压治疗后患者的临床表现迅速好转，倾向于诊断高血压脑病，这是高血压脑病唯一有效的鉴别诊断方法。

一旦疑诊高血压脑病，应快速降血压，降压过程中允许舒张压保持或略高于 100mmHg 水平。

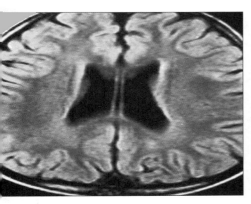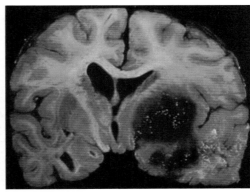

图6.2 高血压性脑出血 CT 扫描（左）和病理表现（右）

严重高血压和卒中症状

严重高血压伴急性脑血管综合征（卒中）的患者较难治疗。脑出血或血栓梗塞会导致颅内压上升，引发脑血流自动调节功能障碍。如果持续严重高血压，卒中可能恶化。降低全身血压可进一步维持脑血供。许多急性卒中患者的初始高血压能在 48 小时内自行缓解。目前仍没有明确的临床指南指导急性卒中患者的血压管理。

根据已知的卒中发病机制，尤其是有脑出血，在不损伤脑功能的情况下，建议合理地降低血压至正常水平。若临床证据表明降低血压可能导致疾病进展或神经系统症状恶化，那么应该对治疗方案重新评估。同时要注意避免低血压和舒张压小于 100mmHg 的情况。一般地，降压幅度不应大于血压基准线的 20%。既往急性卒中患者的标准治疗方法是保守治疗，但最近的临床研究表明，对急性卒中患者积极降压可以显著缓解急性卒中症状并能远期获益。

急性主动脉夹层

在表 6.3 列出的症状中，严重的疼痛是急性主动脉夹层最常见的表现。主动脉夹层动脉的疼痛易与急性心肌梗死的疼痛相混淆，然而细分这两种疼痛还是有差异的。主动脉夹层的疼痛发生突然且剧烈，疼痛位置固定，患者可能描述为撕裂、刀割、翻滚、痛苦以及火烧样等。而急性心肌梗死的疼痛常常表现为进行性加重，疼痛可能放射至其他地方。

一旦确诊急性主动脉夹层（图 6.3、图 6.4），若患者伴有高血压，建议应用降压效应平缓而非剧烈的药物，直到血压缓慢接近正常值。血管舒张剂会引起反射性心率加快，主动脉夹层患者禁用。药物治疗应该注意维持心室收缩力和速度 [dp/dt（力/速度）]，血流是主动脉壁剪切力的重要决定因素。应当使用可快速降低 dp/dt 的心血管药物。

表 6.3 急性主动脉夹层的临床特点

- 胸部剧烈疼痛，肩胛区，颈部，背部，骶区
- 晕厥
- 混乱状态或头痛
- 失明
- 咯血
- 呼吸困难
- 恶心和呕吐
- 黑便或呕血

咪噻吩是神经节阻断剂，过去曾被广泛用在急性主动脉夹层，现在已不再作为一线药物。当今许多临床医生已没有使用咪噻吩的经验。其他的药物包括拉贝洛尔（联合 α 和 β 受体阻断剂）或艾司洛尔（一种超短效 β 受体阻滞剂）与硝普钠组合。

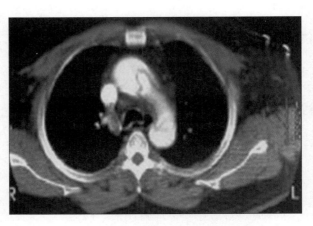

图 6.3 CT 扫描显示主动脉的近端和远端切面

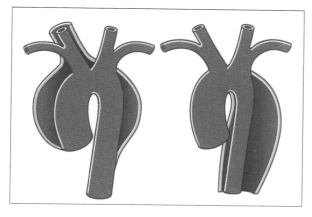

图 6.4 主动脉夹层解剖类型——升主动脉型（左）和降主动脉型（右）

急性肺水肿

严重的高血压可能会引起或加速急性左心衰竭（图 6.5）；血压越高，左心室负荷越大。急性肺水肿时，舒张末期纤维长度的增加以及左室容量负荷增加会导致心脏耗氧量增加。心脏功能的这种改变对冠心病患者危害很大，建议使用平缓的血管扩张剂来迅速降低血压，如硝普钠。硝普钠可同时减少前后负荷，恢复心功能和 CO。虽然从药理学的角度而言，ACEI 可以用于急性肺水肿，但目前这方面的证据或经验较少。

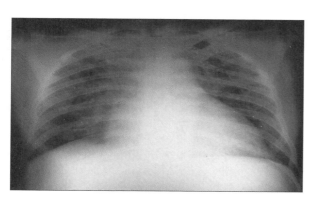

图 6.5 胸片显示恶性高血压患者的充血性心脏衰竭

急性心肌梗死合并严重高血压

高血压通过增加左室张力（left ventricular myocardial wall tension）来增加心肌耗氧量。理论上，AMI 合并严重高血压患者可能会从血压降低中获益，但目前仍缺乏证据。降低血压可以减少心脏负荷、降低室壁张力和心肌氧耗，从而可以减轻早期的心肌梗死。降压治疗后随着后负荷压力降低，急性心肌缺血患者的血流动力学可得到显著改善。

Birmingham 研究的结果表明，恶性高血压患者伴有心肌肥大、收缩功能障碍、舒张功能受限和左心房扩大等，容易引起心血管并发症，如心力衰竭和心律失常（如心房纤颤）甚至猝死。所以对于恶性高血压需要及时诊断治疗。

嗜铬细胞瘤危象

嗜铬细胞瘤高血压危象的典型临床特点包括血压明显升高、大汗淋漓、窦性心动过速、心房和室性心律失常、胸痛（因心肌缺血）、面色苍白、麻木、刺痛以及手脚冰凉等。每次发作持续时间为数分钟至数小时不等，发作频率不均等，可一天发作数次，亦可每月一次或更少。合并其他心血管疾病（如冠状动脉疾病和升主动脉瘤）的患者一旦发生嗜铬细胞瘤危象，其病情较凶险。

临床上疑诊为嗜铬细胞瘤时，条件允许的情况下，可以静脉给予 α 受体阻滞剂酚妥拉明 1~5mg 进行治疗，如有必要可在数分钟后重复给药。硝普钠可替代酚妥拉明，但其特异性比不上酚妥拉明。β 受体阻滞剂可应用于心律不齐，在给药前往往需要给予酚妥拉明或酚苄明。否则，β 受体阻滞剂会加剧潜在的 α 介导的周围血管收缩，从而导致持续高血压。拉贝洛尔，一种联合性 α 和 β 受体阻滞剂，也适用于这种情况，但以作者的经验，拉贝洛尔控制嗜铬细胞瘤临床症状的有效性有待考究。

可乐定戒断综合征

大剂量可乐定的忽然停用可能会导致类似于嗜铬细胞瘤的交感神经兴奋的状态。可乐定刺激脑干 α 受体，从而降低外周交感张力。当可乐定（高剂量）突然停药或减量过快时，患者会出现一系列戒断综合征，如恶心、心悸、焦虑、出汗、紧张和头痛，同时伴随血压剧增。

重新服用可乐定可缓解症状。若患者的血压骤升且伴有心悸、胸闷不适、上腹不适的症状，需静脉加用酚妥拉明或拉贝洛尔。

可卡因所致高血压危象

可卡因可引起全身血压和心率突然增加，导致高血压急症。可卡因激活神经体液因素从而引起强烈的血管收缩，进而增大血管阻力以及增加 BPI。既往无高血压病史的患者血压突然升高可能导致严重心血管并发症，因此需要快速降压。曾有报道显示，滥用可卡因可导致主动脉夹层和自发性急性冠状动脉夹层，这极有可能是血压骤升引起的。

子痫

子痫是妊娠潜在的严重心血管并发症。最佳治疗方案是分娩。此外，应降低血压以预防神经系统、心脏和肾脏的损害。虽然其他降压药物也可以有效降压，但是严重高血压快速降压的首选药物是肼苯哒嗪，既往的实验表明肼苯哒嗪安全有效并且快速。动物研究表明，硝普钠会引起胎儿发生并发症，因此它只在肼苯哒嗪和甲基多巴无效时才考虑使用。神经节阻断药咪噻芬因其有引起胎粪性肠梗阻的风险，应避免使用。妊娠高血压可能会引起容量不足，因此需要避免使用利尿剂。ACE 类抑制剂以及 ARB 类药物可能会引起胚胎毒性，因此也需要避免使用。硫酸镁可以作为辅助治疗控制子痫发作。子痫以及先兆子痫详见第 7 章（妊娠高血压）。

高血压危象处理指南

概述

是否需要住院治疗以及治疗方案的选择取决于患者的临床状态和医院设施。高血压急症患者应住院治疗，而高血压亚急症患者可能不需要住院。高血压急症治疗的基本原则不仅需要快速降血压，同时要预防、阻止和逆转靶器官损害。目前没有明确血压需要降低的靶值，但是较为理想的降压目标是数分钟至数小时内将舒张压降至 100mmHg（或平均动脉压降低 20%）。

高血压急症的药物治疗（表6.4）

硝普钠

硝普钠是一种起效快、持续时间短的静脉降压药。首次输注速率为 $0.25 \sim 10\mu g/(kg \cdot min)$，随后每 5 分钟增加输注速率直到达到理想血压值。当利用硝普钠达到理想血压值之后，需要持续观测血压。硝普钠的硫氰酸盐毒性尽管极为罕见，但仍然可能发生，例如在肾功能衰竭且高剂量使用硝普钠时可发生。可以以 25mg/h 的速度预防性输注羟钴胺素（维生素 B_{12a}），降低氰化物浓度和手术期间输注硝普钠造成的组织缺氧，但是这并非常规治疗方案。当硫氰酸水平接近 10mg/dl 时可终止输注羟钴胺素，但是应密切监测患者的临床状况并维持患者良好的肾功能，此时可不监测血液的硫氰酸水平。治疗硫氰酸盐中毒性需要停用硝普钠和透析。

拉贝洛尔（静脉使用）

拉贝洛尔是一种 α 和 β 肾上腺素能阻断剂，能够用于高血压急症注射或口服性治疗。通过连续静脉输注或推注拉贝洛尔能迅速降低血压。连续以 $0.5 \sim 2.0mg/min$ 速度输注拉贝洛尔可平稳降压。大量注射拉贝洛尔也能快速（但不突然）降低血压。拉贝洛尔禁用于不耐受 β 受体阻滞剂的患者，包括严重心力衰竭、房室传导阻滞、哮喘和慢性阻塞性肺疾病的患者。

尼卡地平（静脉使用）

尼卡地平是一种 DHP 钙拮抗剂，静脉使用时能迅速降低严重高血压患者的血压。尼卡地平开始以 5.0mg/h 的速率输注，并且可逐渐上调滴速以达所需的治疗效果。一旦血压稳定，无需改变滴速。由于它的作用机制（钙通道阻滞剂），尼卡地平有利于组织灌注，特别是缺血性疾病的患者。在笔者的临床经验中，尼卡地平对于严重高血压患者的快速降压很有用。

表6.4 高血压急症的注射药物

药物	剂量	给药途径	起效时间	作用时间	不良反应	备注
硝普钠	$0.25 \sim 10\mu g/$ (kg·min) 最大剂量不超过 $10\mu g/$(kg·min)	静滴	30s内	1~2分钟	低血压，恶心，呕吐，肌肉抽搐，硫氰酸盐和氰化物中毒，高铁血红蛋白血症	大多数高血压急症；肝肾功能不全、高颅压患者应谨慎使用
非诺多泮	$0.1 \sim 0.6g/$ (kg·min)	静滴	4~5分钟	10~15分钟	反射性心动过速，可能会引起眼内压升高，头痛和恶心	肾功能不全，围绝经期和术后血压控制
硝酸甘油	$5 \sim 100\mu g/min$	静滴	2~5分钟	3~5分钟	头痛，恶心，呕吐，长时间使用耐受	冠脉供血不足
尼卡地平	5~15mg/h	静滴	5~10分钟	1~4小时	反射性心动过速，头痛，恶心，呕吐，面色潮红	大多数高血压急症，心力衰竭时慎用
肼苯哒嗪	10~20mg IV 10~50 mg IM	静滴 肌注	10~20分钟	4~12小时	反射性心动过速，头痛，恶心，呕吐，心绞痛加重	子痫，高颅压慎用
依那普利	1.25~5mg q6h	静滴	10~15分钟	6~24小时	低血压，肾衰	急性左心室衰竭
拉贝洛尔	每10分钟静脉推注 20~80mg；2mg/min输注	静推 静滴	5分钟	3~6小时	恶心，呕吐，支气管痉挛，心脏传导阻滞，直立低血压	除心力衰竭以外的高血压急症
酚妥拉明	5~10mg/min	静推	1~2分钟	3~5分钟	反射性心动过速，头痛	嗜铬细胞瘤

咪噻芬

咪噻芬是一种神经节阻断剂，是急性主动脉夹层治疗的首选药物。和硝普钠一样，咪噻芬应连续静脉滴注，并持续监测，最好在重症监护病房使用。通常药物的起始剂量为1mg/min，维持静滴后血压达标。长时间输注后，由于血管容量增加，可能会导致降压效应降低，此时可联用有效的利尿剂。但是咪噻芬的临床使用效果有待商榷。

肼苯达嗪

肼苯哒嗪通过直接舒张血管平滑肌降压，但是会伴随每搏输出量和心率的反射性增加，这会导致心肌缺血。肌内或静脉使用肼苯哒嗪的降压效应明确，但是程度不明。用于治疗高血压急症时，初始剂量应为 10~20mg。降血压作用在 10~30 分钟内起效，其作用持续时间为 3~9 小时。此药的使用剂量和频率高度可变，临床要随机应变。鉴于肼苯哒嗪起效时间具有延迟性，降压程度不可预测，肼苯哒嗪仅用于子痫的治疗。

酚妥拉明

酚妥拉明是 α 受体阻断剂，能特异性地用于治疗与儿茶酚胺循环增加有关的高血压危象。这些危象包括嗜铬细胞瘤危象、某些情况下的可乐宁戒断综合征、单胺氧化酶抑制剂和药物食物相互作用引起的危象。单次静脉大剂量推注的降压效果短暂，持续时间少于 15 分钟。酚妥拉明在临床情况不明时不推荐使用。

硝酸甘油

硝酸甘油是一种弱全身动脉扩张剂，对大动脉比对小动脉作用显著。低剂量引起静脉扩张，要更高的剂量才能引起全身血压下降。由于其药理作用，硝酸甘油注射可能对伴或不伴高血压的冠心病患者均特别有益。硝酸异山梨醇治疗也被用于严重高血压的即刻降压治疗，但它的确切作用和使用建议尚未完全界定。

非诺多泮

非诺多泮是第一个被批准用于临床的多巴胺（DA$_1$）受体激动剂。多巴胺受体 DA$_1$ 和 DA$_2$ 在多种血管床中发挥重要生理作用，这也是广泛研究这些受体作为药物靶点的理由。DA$_1$ 受体并列于血管平滑肌的后突触。刺激 DA$_1$ 受体能使心血管获益，如全身和肾脏血管舒张。非诺多泮选择性地优先刺激 DA$_1$ 受体，导致血管舒张。静脉输注非诺多泮的血压下降程度与给药量相关，这种降压效应主要是血管舒张作用，其次是尿钠的排泄。口服非诺多泮的吸收率不稳定、生物利用度低，所以建议该药物静脉缓慢输注。

实验研究表明非诺多泮对中度高血压患者降压有效。对于重度高血压（舒张压 >120mmHg）患者，静脉输注非诺多泮降压作用显著。非诺多泮的功效类似于硝普钠——迅速降压的"金标准"药物。然而，与硝普钠比较，非诺多泮能迅速改善肾功能，如肌酐清除率和钠排泄。肾血流量的增加也与非诺多泮有关。在某些情况下，非诺多泮可能优于硝普钠，这可能由于非诺多泮具有潜在的靶器官保护作用。非诺多泮的血管舒张作用也带来了一些轻微的副作用，包括窦性心动过速、脸部潮红和头痛。这些副作用可能出现在非诺多泮输液刚开始的时候，通常会自行消失。非特异性心电图 ST-T 改变可能是由于非诺多泮引起的全身血流动力学改变，但无直接心脏影响。非诺多泮会增加眼压，青光眼患者应避免使用。目前尚无非诺多泮与其他心血管药物之间不良反应的报道。

利尿剂在高血压急症降压治疗中的作用

利尿剂本身在高血压急症管理中作用有限；然而，它们能增强非利尿剂的治疗效应。足量应用主要降压药物后降压效应明显时，可考虑加用利尿剂（例如速尿）。若患者处于容量负荷过大的状态，如心力衰竭时，加用袢利尿剂可获得最佳效果。然而，利尿剂并不是高血压危象的常规治疗，因为某些严重或复杂高血压患者可能处于血容量不足的状态。因此是否联用利尿剂需要个性化处理，主要根据患者血流动力学和肾功能决定。

严重高血压的口服药物治疗

临床经验表明，严重高血压患者单次或多次口服降压药物均能有效降压。但是，口服治疗仅适合于高血压亚急症患者而非高血压急症患者。

硝苯地平

硝苯地平，一种钙拮抗剂，口服给药或舌下给药，降压迅速，常用于高血压危象。舌下给药（刺破胶囊，或用注射器吸出胶囊内硝苯地平液体）或胶囊口服给药均可迅速降压。咬服或吞服硝苯地平胶囊也能降压。硝苯地平的优点是起效快且不造成中枢神经系统抑制。但可引起反射性窦性心动过速，且作用持续时间短，所以高血压急症患者用药后应监测数小时，必要时再次服用。硝苯地平引起的血压骤降可能会导致某些副作用（症状性低血压、心动过速和缺血事件），偶尔甚至危及生命。为此，硝苯地平胶囊在临床实践中已经很少使用。

可乐宁

通过重复给药，可乐宁能够产生迅速的降血压作用。一般由急诊科完成可乐宁的给药，通常以 0.1mg/h 速率口服给药，直至血压降至理想水平。鉴于可乐宁的不良作用以及有其他更有效的口服降压药物，目前临床可乐宁的使用已大大减少。

血管紧张素转换酶抑制剂

卡托普利，一种血管紧张素转化酶抑制剂，对严重高血压及高血压危象的治疗有效的。卡托普利能迅速降压且不引起心动过速，因此，较直接小动脉扩张剂有明显的血流动力学优势。然而，口服卡托普利要两个小时才能发挥它的最大效用。此外，有报道舌下含服卡托普利对治疗高血压危象也有效，但是由于舌下含服卡托普利的经验有限，需要进一步的数据以明确其在高血压危象处理中的作用。

米诺地尔

米诺地尔是一种强力的直接血管扩张剂，能有效治疗难治性或严重高血压。由于它起效迅速且药效持续时间长，米诺地尔可用于高血压危象的治疗。严重高血压的初始治疗可每4~6小时给予2.5~10mg米诺地尔。联用利尿剂时米诺地尔效果更佳，加用肾上腺素能阻滞剂则可抵消反射性心动过速。

拉贝洛尔（口服）

拉贝洛尔，一种α和β肾上腺素阻滞剂，在治疗高血压亚急症中能够口服给药（100~300mg）。作为双重肾上腺素受体阻滞剂，拉贝洛尔能在降压的同时不伴反射性心动过速，这对冠心病患者尤其有益。

总　结

一旦高血压急症缓解、患者临床情况稳定，医生应该查找患者血压升高的危险因素，例如原发性高血压病不规则治疗或继发性高血压，如肾动脉狭窄或嗜铬细胞瘤等。患者病情稳定后，临床医生应安排长期的、周期性的门诊患者随访计划。

高血压急症管理中最重要的是评估患者的临床状态，并确定是否需要立即降压。口服还是注射用药取决于病情的紧迫性以及患者的综合情况。血压降低的水平应个体化，并随高血压类型不同而变化。注射用药需根据患者临床表现及共患病情况选择。急进性高血压的降压目标没有固定标准。对于选用多种强效降压药并且剂量较大的患者，可能出现并发症，主要是低血压和缺血性脑损伤。围术期严重高血压应慎重对待，防止心血管并发症。快速治疗严重高血压的进程还应包括评估新一代CCB——氯维地平的药理作用。在笔者看来，相对无症状的严重高血压患者（即舒张压130~140mmHg）不需要注射用药。这些患者应该在个人的基础治疗上，加用或强化原治疗方案。通常情况下，无症状的患者和无急性问题的患者不必过于积极干预。避免硝苯地平和速尿等药物的滥用。预防高血压急症复发相当重要，需要患者在日常生活中积极和持续控制慢性高血压。

（胡春林　庄晓东　廖新学　译）

第 7 章

妊娠期高血压

7

概 述

正常的妊娠会引起母体大量激素和血流动力学的改变，而这些改变均会影响血压。胎盘发育和胎儿发育也会引起母体重量增加。在正常妊娠中，早孕期和中孕期血压会下降，大多数是因为血管张力的变化。在孕晚期，血压会回落到怀孕前的基线水平。

大约 10% 的孕妇会在怀孕期间患高血压，其中一半在怀孕前已得高血压，另一半在妊娠期间发展为高血压。妊娠高血压是根据血压升高发生的时间和靶器官损害（target organ damage，TOD）（表 7.1）的情况进行分类的。妊娠期的血压升高往往较轻，并且在产后可恢复正常。这种短暂的轻度血压升高仅需要密切监护或者极小量的临床治疗。但是也有一些类型的妊娠相关高血压会危及母体和（或）胎儿，需要进行治疗。

表 7.1　妊娠高血压

慢性高血压	怀孕前或怀孕第 20 周前血压高于 140/90mmHg
妊娠期高血压	怀孕第 20 周后出现高血压，无蛋白尿。它包括还没有出现蛋白尿的子痫前期和那些只有高血压的孕妇。其中单纯高血压的孕妇，在产后 12 周血压可能恢复正常也可能不正常，对应诊断分别为暂时性高血压和慢性高血压
子痫前期/子痫	怀孕第 20 周后高血压，有蛋白尿。子痫的特征是无其他诱因的抽搐发作
慢性高血压合并子痫前期	除了子痫前期还有之前已存在的高血压

妊娠血压调节

在妊娠期间，心血管和肾脏会有很多明显的改变。某些激素水平也会发生改变，例如雌激素和孕酮会上升到很高的水平，并随着整个孕期不断升高。当身体处于不同的应激情况下，心血管会产生不同的反应，包括增加心脏输出量来满足扩大的外周血容量。另外，激素的改变和妊娠血流动力学适应也是妊娠血压升高的原因。

在妊娠早期，血压通常会下降，这可能掩盖了之前已存在的轻微高血压。因此，在妊娠早期，原有的高血压和高血压前期可能表现为表面上正常的血压。血压的降低归因于血管阻力的减小，可发生在妊娠早期并持续到32周。随后外周血管阻力增加，血压上升到接近正常水平。在这段时间减少的血管阻力足以抵消增加的心输出量，所以血压表现为接近正常。而当减小的外周血管阻力大于增加的心输出量时，血压则表现为下降。

随后，血压恢复到接近基线的水平。外周血管阻力在孕早期会减小，而在妊娠中期则相反。此时心输出量会不断增加，一定程度上是因为血容量的改变（开始于妊娠第6周）。在此期间，血容量会增加50%，最后导致心脏前负荷和每搏输出量增加。此时心率也会加快，平均静息心率会比妊娠前每分钟快20次。心输出量的增加可以维持胎儿的血循环和大大地扩大母体的血循环。在妊娠期间心输出量会增加40%。

肾素-血管紧张素-醛固酮系统有助于母体体液容积和血管阻力的调节。最初的血压降低会引起肾素和醛固酮分泌增多。妊娠期的肾素水平较妊娠前上升6倍。血浆中肾素增多能通过血管紧缩素Ⅱ产生血管收缩，从而增大血管阻力。醛固酮水平增多则通过钠潴留引起体液容积增大，从而使心输出量增大。

在正常的妊娠中，存在好几个作用机制使血管紧缩素的反应性减少。首先，血管紧缩素Ⅱ受体功能的下调会导致受体数量的减少。血管扩张剂，例如一氧化氮，在一定程度上可以改善血管收缩。激素的改变也会降低肾素-血管紧张素-醛固酮系统的正常升压作用。孕酮的增多也能对抗醛固酮的活性和防止水钠潴留。

妊娠高血压的风险

妊娠高血压会对母体和胎儿产生危害，是母体死亡的主要原因之一。子痫前期和子痫影响肾脏、中枢神经系统和血管系统。原有高血压的孕妇围产期死亡风险是没有高血压的孕妇的三倍多。孕前高血压孕妇分娩的胎儿中，有5%为低出生体重儿，而且与婴儿日后发展为高血压有很大关系。高血压的程度越严重，所导致的风险也越高，有严重高血压的孕妇发生早产和胎儿生长速度减慢的可能性是血压正常孕妇的两倍多（图7.1和图7.2）。

治疗高血压也会并发风险，因为很多抗高血压药物可能会严重危害胎儿。所有的抗高血压药物都会进入胎儿的体循环，虽然尚没有研究报道这些药物与胎儿的不良结局相关。目前妊娠高血压治疗仍然存在争议。这个在下文有详细讨论。

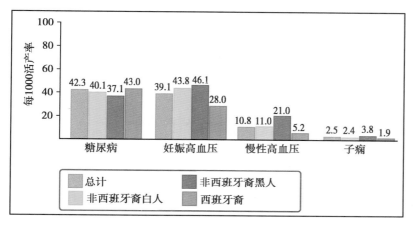

图 7.1 孕妇患病率和危险因素与种族之间的关系，2006。（Adapted from Centers for Disease Control and Prevention，National Center for Health Statistics，National VitalStatistics System.）

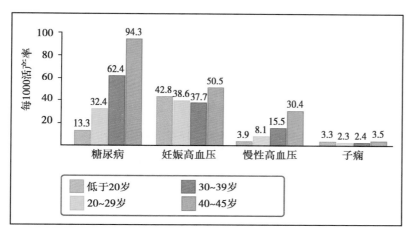

图 7.2 孕妇患病率和危险因素与年龄的关系，2006。（Adapted from Centers for Disease Control and Prevention，National Center for Health Statistics，National VitalStatistics System.）

子痫前期和子痫

定义

妊娠前已患高血压或妊娠期间高血压均可被认为是妊娠期的原发性高血压。考虑到胎儿的健康，对于子痫前期和子痫会有不同的治疗建议，但主要的建议是预防高血压并发症。当妊娠期正常的生理变化较为剧烈的时候，母体的系统性症状表现为子痫前期和子痫。高血压只是剧变的第一步，也是最容易检测到的信号，许多其他异常情况仍未被发现（图 7.3）。

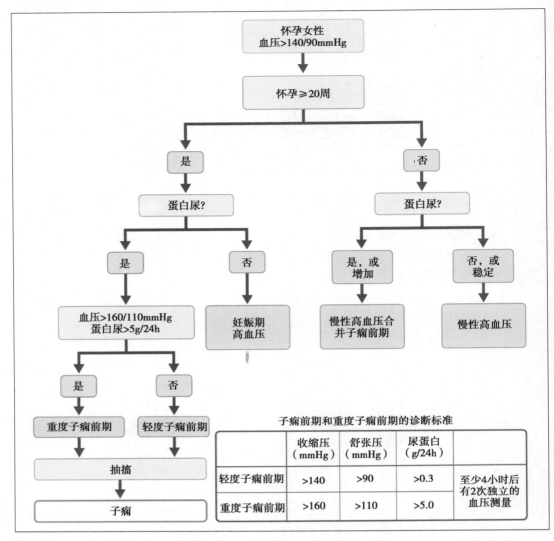

图 7.3 妊娠高血压的概述。（Adapted From Gilstrap L，Ramin S（2002）Diagnosis and management of preeclampsia and eclampsia. *ACOG Practice Bulletin. Clinical Management Guidelines for Obstetrician- Gynecologists* Number 33；Report of the National High Blood Pressure Education Program Working Group on High Blood Pressure in Pregnancy（2000）*Am J Obstet Gynecol* 183：S1-22；Block DR，Saenger AK（2010）Pre-eclampsia：prediction，diagnosis，and management beyond proteinuria and hypertension. *Clinical Laboratory News* 36（2）.）

可能的发病机制和风险因素

　　子痫前期或子痫精确的病理生理学基础仍然未知。有许多理论表明某个因素可能促进子痫前期的发展，但这些因素均没有被证实。目前有几个已知的危险因素与子痫前期的发展相关（表7.2）。有子痫前期患病史的患者和没有子痫前期患病史的患者比较，前者在下次怀孕时得子痫前期的风险比后者高 7 倍。这种风险随着胎儿的数目的增加而增加，例如，怀双胞胎患子痫前期的概率是单胞胎的三倍。产妇的健康情况也很重要，原发性高血压、肾性疾病和肥胖也是子痫前期的危险因素，研究表明子痫前期与家族成员的遗传和易感性有关。女性家族史中有患子痫前期的家属，其发病的几率是没有此家族史的 3 倍。免疫系统的失调也会增加患病危险。堕胎史、早产史和输血史也是造成下次怀孕患子痫前期的危险因素。

越来越多的证据表明，子痫前期会伴有内皮功能异常，子痫前期的临床特征往往可以通过内皮功能紊乱来解释。例如，内皮细胞信号通过影响血管平滑肌从而改变血管张力并最终导致血压升高。此外，内皮功能紊乱会影响血管通透性，导致水肿，这也是产生子痫前期的临床特征。这与尿蛋白形成时肾脏的改变类似。内皮细胞损伤或非常高的血压会加剧血管的通透性。

母体和胎儿的自身因素会影响疾病的起始和进展。妊娠所致的心血管系统负担增加、激素水平改变均会影响内皮细胞的信号通路。与此同时，胎盘血管的生长需要血管新生。内皮功能紊乱会对上述母体和胎儿产生不良影响，从而发展为子痫前期和子痫。

表 7.2　子痫前期的相关危险因素

- 多胎妊娠
- 子痫前期患病史
- 家族史
- 怀孕间隔时间短
- 压力
- 低出生体重
- 堕胎史
- 流产史
- 输血史
- 肾脏功能障碍
- 低龄（＜20 岁）
- 高龄（＞35 岁）
- 慢性高血压
- 肥胖
- 胰岛素抵抗

胎儿主要通过胎盘发育影响高血压的进程。下面是证实胎盘在子痫前期发病机制的最好证据：

- 在胎盘娩出后不久，子痫前期结束。
- 子痫前期的发展需要胎盘组织的存在，但不需要胎儿组织。
- 如果胎盘发育不正常，可导致低灌注和缺血。
- 胎盘低灌注或缺血会释放大量引起内皮细胞功能障碍的血管活性因子。

螺旋动脉的异常重塑被认为是引起胎盘发育异常的主要原因之一（图 7.4）。在正常妊娠中，螺旋动脉必须从较小、相对限制的血流中发展为更大、更低阻力的动脉，为胎盘与胎儿提供更多的营养支持。滋养层细胞经过多层细胞迁移至胎盘，并分化帮助螺旋动脉重塑。如果滋养层细胞迁移距离不够或无法正常分化，螺旋动脉重塑异常，最终会导致胎盘缺血。

有几种可能的原因会导致螺旋动脉重塑缺陷和胎盘内营养物质交换减少。例如，滋养细胞在迁移和侵入过程中异常分化。滋养细胞的分化通过许多不同的途径来调控，这样才能促进正常的细胞类型分化。滋养细胞分化时，细胞表面受体和黏附分子也发生相应的变化。如果滋养细胞不能接收正确的信号或表达适当的细胞表面蛋白，就会导致异常的细胞分化。一项对子痫前期女性患者滋养细胞的研究显示，其滋养细胞中的黏附分子减少。这种变化会对细胞分化和正常的迁移产生负面影响。

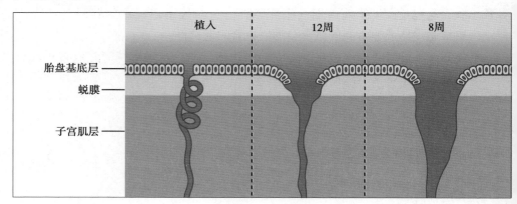

图7.4 滋养细胞分化为三角形以帮助螺旋动脉的正常植入，并改善血供。子痫前期时，这种植入是有缺陷的。（Adapted from Chamberlain G（1991）Raised blood pressure in pregnancy. *BMJ* 302：1454-1458.）

随着妊娠发展和胎儿生长，这种最初的胎盘灌注不足会变得更为明显。子痫前期的发病时间在妊娠 20 周后，这无疑支持胎盘灌注不足学说。子痫前期的发生风险随妊娠次数的增加而增加，也支持子痫前期的发生与胎盘的特定尺寸相关。又如，双胞胎也是子痫前期的高危因素，因为双胎较单胎对胎盘的要求更高。

另一种理论则认为缺血胎盘释放凋亡因子以及坏死细胞的碎片。碎片会直接改变母体的信号或导致炎症反应，改变心血管调节。此外，胎盘是在怀孕期间分泌激素的内分泌器官，这些激素的改变可能会导致母体系统性内皮功能障碍。鉴于胎盘血管化非常依赖血管生成，任何母体的血管内皮细胞功能障碍均可能导致胎盘发育异常。怀孕早期时导致胎盘低灌注因素均会延缓螺旋动脉的成熟并导致更大程度的低灌注。

大部分的胎盘发育需要新的血管形成，因此血管新生对怀孕很重要。许多调节血管生成和改变这些调节因子的因素会影响血管生成并导致血管内皮功能障碍。研究表明胎盘缺血触发的抗血管生成因子 sFlt-i 释放在子痫前期发病机制中发挥作用。有可能存在其他可溶性的生长因子参与改变血管生成和引起内皮细胞功能障碍的过程。

临床表现及检测

妊娠 20 周后血压超过 140/90mmHg 并检测到蛋白尿可诊断为子痫前期。子痫的特点具有一致性，但抽搐的发作次数会随孕期增多。如果妊娠20周后出现高血压，但不存在蛋白尿，那么最有可能的诊断是妊娠高血压。慢性高血压是妊娠前或在妊娠20周前就已经存在的高血压。最后，慢性高血压可以合并子痫前期。当患者的血压突然增高或患有慢性高血压的孕妇发生蛋白尿时应考虑到慢性高血压合并子痫前期。

虽然高血压是子痫前期最容易发现的体征，但是母体对血管内皮细胞功能障碍的反应还与其他几个临床体征有关。这些体征可以通过实验室检测辅助诊断子痫前期。血压升高通常是子痫前期的第一个表征，同时也是最常见临床症状。蛋白尿是诊断子痫前期的第二个临床标志，并且随着时间的推移，蛋白尿一般会加剧。试纸测试可快速检测尿液中的蛋白质，但子痫前期往往需要更为精确的蛋白尿定量检测，一般蛋白尿大于0.3g/d才符合子痫前期的临床诊断。子痫前期的其他表征是肾小球滤过率降低，与血压正常的人相比，子痫前期患者肾小球滤过率减少40%。此外子痫前期患者也可能伴有低钙血症或高尿酸血症。

肾脏的损害提示子痫前期进展为子痫（表格7.3）。肺水肿或肝酶升高预示子痫前期影响了其他系统的器官，提示子痫前期的程度较为严重。实验室测试也可用于跟踪血液学变化。例如，子痫前期血小板周转率升高，血小板计数低于100 000或最终发展为血小板减少症，提示子痫前期程度较为严重。任何涉及大脑或中枢神经系统的征象，包括视力模糊或头痛，也提示子痫前期程度较为严重。最后，若出现了抽搐，则可确诊子痫。

诊断

子痫前期或子痫的诊断需要仔细评估。很多其他综合征均会有血压升高和蛋白尿这些临床征象，同时这也是子痫前期的特征，所以需要进行相关的鉴别诊断。如果子痫前期的诊断成立，下一步应确定严重程度，包括血红细胞比容和血小板总数。同时需要对胎儿进行总体情况的评估，特别需要注意胎儿宫内窘迫和生长速率下降的情况。

表7.3 提示重度子痫前期的临床体征

- 高血压
- 蛋白尿（>0.3g/d）
- 肾小球滤过率降低
- 肺水肿
- 肝酶测试升高
- 血清肌酐水平升高
- 面部水肿
- 体重增加（每周>2.3kg）
- 低血小板计数
- 视力模糊或头痛
- 抽搐

处理

目前子痫前期的发病机制尚不明确，所以子痫前期的预防相当困难。只能避免子痫前期的高危因素，如低龄妊娠、肥胖、原发性高血压等（表 7.2）。对于高危妇女妊娠，有证据表明补充钙质可能有好处，此外还有证据表明低剂量的阿司匹林也能降低子痫前期的风险。但是上述处理方式的效力如何尚不明确。

子痫前期的治疗原则是预防母体和胎儿的并发症。对于妊娠高血压，无论是药物性还是非药物性的降压手段均应避免。作为子痫前期的预防，建议孕妇密切观察，以防子痫前期发生。可以进行一些实验室检测以防靶器官损害以及监测子痫前期的发生发展。同时胎儿也应进行监测。如果子痫前期较轻微和稳定，一般建议卧床休息。虽然卧床休息的真正获益尚不明确，但这是传统的建议并且被广泛提倡。

目前一般不推荐轻度子痫前期患者使用抗高血压药物。药物可能会降低血压，但没有证据表明这样能使子痫前期患者获益或延缓疾病进程。同时也没有证据表明使用抗高血压药物可以改变子痫前期的发病率和致死率。尽早分娩是降低风险的一种方法，也是已知的治愈子痫前期的唯一方法。

当血压变得非常高（舒张压 105mmHg 或更高）或当血压在短期内快速升高时，建议进行药物干预。药物治疗的目标是降低孕妇的靶器官损害和高血压或严重子痫前期引起的胎儿损害。一些药物，如 RAAS 抑制剂，在怀孕期间呈相反作用。表 7.4 列出了一些根据国家高血压教育计划工作组最近建议可以用来治疗严重高血压的药物。

对于重度子痫前期的患者，最重要的是预防母体或胎儿的并发症。重度子痫前期提示孕妇需要尽早分娩，无论胎儿的成熟度如何。

硫酸镁是预防抽搐发作最常用的药物。一些研究表明，对于预防抽搐，它比其他抗惊厥药物更有效，而且副作用更少。一项南非的研究证明，对于患有子痫前期的孕妇，服用硫酸镁的孕妇发生抽搐的情况比没有服用硫酸镁的孕妇降低了10 倍。硫酸镁给药时机：药物引产时、分娩时和分娩后 24 小时。众多健康组织（世界卫生组织、国际联合会妇产科、国际妊娠高血压研究学会）均推荐使用硫酸镁预防子痫前期患者妊娠期间抽搐。但这些组织对硫酸镁的推荐并没有区分轻度和重度的子痫前期。

表 7.4 控制重度子痫前期血压异常升高的药物

名称	类型	说明
硝普钠	直接血管扩张剂	可能会低血压
肼苯哒嗪	直接血管扩张剂	
硝苯地平	α/β 受体阻断剂	避免用在哮喘患者或充血性心力衰竭患者身上
拉贝洛尔	钙离子通道阻断剂	未经美国食品药品管理局批准

妊娠高血压的其他形式

在孕期中,有些原有的高血压或单纯性高血压与子痫前期和子痫中典型的血管内皮功能障碍并不相关。通常情况下,原有的高血压和妊娠高血压的治疗方式相同,并且两者之间很难区分。怀孕初期,血压的自发下降通常会掩盖原有的轻微的高血压症状,后来发展为高血压时容易误诊为妊娠高血压。原有高血压的孕妇发生子痫前期和子痫的风险是妊娠高血压患者的 2 ~ 4 倍,这是这两种高血压的区别之一。

治疗

妊娠期高血压的治疗不同于非妊娠期高血压,前者的目的在于维持母体健康和保护胎儿健康。子痫前期中突发高血压往往使病情在数小时或数天内恶化。对于血压≥160/110mmHg 的子痫前期患者来说,医疗干预能降低心脏和脑部并发症的发生率,当舒张压≥100mmHg 时,大多数专家建议早期进行治疗。对于已发生的较长时间的妊娠期和慢性高血压病,靶器官未出现损害,收缩压≥150mmHg 和(或)舒张压≥100mmHg 时,建议进行降压治疗。一旦出现靶器官的损害,舒张压≥90mmHg,就应该进行降压治疗。几乎所有用于治疗高血压的药物都可以透过胎盘屏障,尽管在该领域有一些研究,但抗高血压药物对胎儿的总体影响仍未清楚。因此,鉴于这种不确定性,在没有其他适应证时一般不建议进行降压治疗。最后,不同类型的降压药的针对性有所不同(表7.5)。

轻微高血压的干预手段:

- 血压监控,确保血压不会上升至更危险的水平。
- 子痫前期的病情进展(如慢性高血压合并子痫前期)需尤其注意。
- 务必监测胎儿的健康。
- 适当的钠摄入(100mmol/d)以防钠含量超标。
- 应进行轻柔的、非强化性的体育锻炼。
- 若无任何器官损害、胎儿窘迫或血压恶化的征兆,婴儿可以足月分娩。

表7.5 治疗原有的重症高血压或妊娠高血压用药

药物种类	评价
钙通道阻断剂	鉴于安全性不明确,尽量不选
噻嗪类利尿剂	监测尿量
拉贝洛尔,α/β-受体阻滞剂	注意 β 受体阻滞剂的成分
甲基多巴	对胎儿安全,但药效弱
肼苯哒嗪	有效和安全

甲基多巴是一种交感神经阻断药,它能确保胎儿安全。但是,甲基多巴的降压作用温和,可能不足以把血压降至令人满意的水平。怀孕期间钙通道阻断剂的

使用也在不断增加，尽管它的使用在治疗设定中仍有争议。在孕期中噻嗪类利尿药已用于控制血压升高，但当血容量不足导致循环血容量下降的时候必须避免使用该药。β - 受体阻滞剂在孕期中的使用也颇有争议，因为有研究指出会出现并发症。有时也会使用 α/β 受体阻滞剂拉贝洛尔。一项大规模的数据分析表明，联合受体阻断剂和其他抗高血压药物一样安全，但禁止联合使用血管紧张素转化酶抑制剂、血管紧张素受体阻断剂和直接肾素抑制剂。

如果医疗干预没有把血压降至安全的水平，则需要提前分娩来保障孕妇和胎儿的健康。

（廖丽贞　庄晓东　廖新学　译）

第 8 章

高血压与肾脏疾病

概　述

血压与肾功能密切相关。健康的肾脏通过体液和压力机制调节血压；因此，肾功能不全与升高的血压密切相关。然而，关于肾脏疾病与高血压之间确切的关联却很复杂，因为高血压可引起肾损害，反过来，肾脏疾病亦能直接或间接地导致高血压。高血压严重威胁全世界人民的身体健康，同时慢性肾脏病（CKD）也是重大疾病，有接近6%的原发性高血压患者伴有慢性肾脏病，并有进展至终末期肾病的危险。血肌酐升高和CKD与心血管事件发生风险相关，并且是心血管死亡的独立危险因素，这无疑进一步加剧了问题的严重性。

高血压和肾脏病

高血压与急性肾损伤（AKI）、慢性肾脏病（CKD）之间的关系密切。80%CKD患者患有高血压，使CKD成为高血压的最常见的病因。高血压患病率与肾小球滤过率（GFR）成反比，GFR是肾功能的一个测量指标。GFR从60ml/min降至15ml/min时，高血压患病率从65%上升至95%。

高血压是仅次于糖尿病的肾功能不全的危险因素。肾功能下降的速度因人而异，并且独立依赖于某些因素。不少2~4期的CKD患者将进展至终末期肾病（ESRD），给家庭和社会造成了巨大的个人和经济负担，且这种负担将在未来几年恶化，因为肥胖症和糖尿病的人口在不断增加。当慢性肾脏病进展到终末期肾病，唯一可行的治疗方法是透析和肾移植，这将极大增加家庭和社区的支出。

因此，全球慢性肾脏病患者的支出成本巨大，当合并糖尿病或心血管疾病时，该成本将加倍，人们迫切需要遏止此类疾病的增长趋势。

高血压和急性肾损伤

急性肾损伤（AKI）是肾功能的突然丧失，导致尿量减少、水钠潴留，AKI

可直接引起高血压。AKI 可能的病因列于表8.1。

众多不同的病因往往造成 AKI 诊断困难。全身性或局部原因导致的肾脏血流灌注不足可引起肾前性 AKI，包括血容量减少（如各种原因引起的液体丢失和出血）、心排量降低、肾动脉收缩和肾自主调节反应受损，导致血容量调节障碍。AKI 也可能因肾后性因素引起，包括尿路梗阻如因肾结石或前列腺肥大导致尿液流出受阻，进而损伤肾脏功能。AKI 需要立即引起重视，尽早诊断和治疗，避免肾功能因长期损害而无法恢复。

表 8.1　急性肾损伤的可能原因

- 血容量下降
- 低血压
- 心力衰竭
- 肾动脉狭窄
- 肾小球肾炎
- 急性间质性肾炎
- 肾静脉血栓形成
- 肾结石
- 前列腺增生
- 肾创伤

急性肾小球疾病

原发性肾小球疾病可引起 AKI，免疫系统异常是其常见的损伤机制之一。免疫系统相关 AKI 可能是由于抗原－抗体复合物或抗体与肾小球细胞发生反应而引起局部或全身炎症。AKI 也可以由全身性疾病引起的肾小球损伤所致，如糖尿病。导致肾小球损伤的机制多种多样（表8.2），具体临床表现和原发病过程有关。

肾功能下降是所有肾小球疾病的共同结果，大多数由水钠潴留引起的液体容量负荷性高血压所致。肾小球疾病的短期治疗包括限制钠盐、利尿剂，以减轻容量负荷。肾小球功能恢复正常后，水肿和高血压通常在数天之内消失。然而，蛋白尿和血尿仍将持续数周。

表 8.2　常见肾脏病综合征及临床标准

综合征	临床标准
急进性肾炎综合征	急性肾炎，急性肾损伤
肾炎综合征	蛋白尿
急性肾炎综合征	水肿，高血压，蛋白尿
慢性肾衰竭	肾小球滤过率下降，氮质血症进展至尿毒症
肾病综合征	蛋白尿，高脂血症，脂肪尿，低白蛋白血症
无症状蛋白尿	低于肾综水平的蛋白尿

急性尿路梗阻

尿路梗阻直接影响肾脏功能，如不及时治疗，尿路梗阻可导致感染、肾结石及肾萎缩。急性尿路梗阻的症状可以表现为剧烈的疼痛，也可能导致尿量减少。单侧尿路梗阻可能持续数年不被发现。

尿路梗阻偶尔会导致轻度高血压，尿路梗阻的类型决定了高血压的发生机理。急性梗阻时，肾脏通过降低肾小球滤过率和肾血流量来进行代偿，肾血流下降导致肾缺血从而激活肾素-血管紧张素-醛固酮（RAAS）系统，从而升高血压。双侧尿路梗阻可导致肾功能不全或显著的肾衰竭，从而继发肾性高血压。梗阻解除后，升高的血压通常可回到正常。

高血压和慢性肾功能不全

慢性肾脏病（CKD）是指随着时间的推移肾功能逐渐下降。与 AKI 不同，CKD 的早期阶段通常是无症状的，患者往往不能意识到自己的病情，直到肾功能显著下降。各种因素可能导致慢性肾脏病，包括年龄、遗传易感性及损伤（以及这些因素的组合）。高血压和（或）糖尿病往往与慢性肾脏病相关。治疗策略通常包括针对原发病的治疗及延缓肾功能减退的治疗。慢性肾脏病通常导致终末期肾脏病，此阶段剩下的唯一治疗方案即是肾脏替代治疗，包括长期透析或肾脏移植。

慢性肾脏病

慢性肾脏病的诊断主要依据《美国肾脏基金会慢性肾脏病临床实践指南》（the National Kidney Foundation - Kidney Disease：Outcome Quality Initiative，NKF-K/DOQI），这包括：①组织病理学或肾损伤标志物证实的肾脏结构功能异常，包括病理、影像和尿蛋白异常，伴或不伴 GFR 降低；②GFR < 60ml/（min·1.73m^2），伴或不伴肾损害。这两个定义都要求肾损害持续至少 3 个月或更长的时间。

根据肾小球滤过率，可将慢性肾脏病分为 5 期。CKD1 期：微量白蛋白尿，GFR≥90ml/（min·1.73m^2）；CKD2 期：GFR60 ~ 90ml/（min·1.73m^2）；CKD3 期：GFR 30 ~ 60ml/（min·1.73m^2）；CKD4 期：GFR 在 15 ~ 30ml/（min·1.73m^2）；CKD5 期：GFR < 15ml/（min·1.73m^2）。

肾功能下降和高血压的关联机制是什么？本书前文的章节详细描述了肾脏如何通过直接控制液体容量并利用信号传导通路引起血管收缩，从而改变心输出量（CO）和体循环血管阻力（SVR）。肾功能不全将直接导致水钠潴留，最终将导致血压升高及随后持续性的高血压。同时高血压反过来也将导致肾损害，使肾功能进一步下降。大部分的高血压肾损伤是因为肾小球源性高血压（图 8.1）。

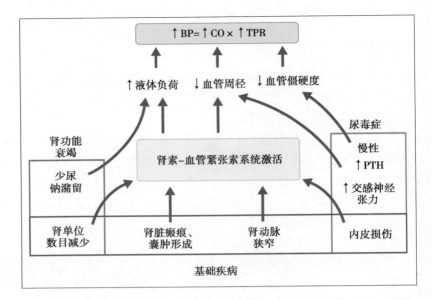

图8.1 不同因素在引起慢性肾脏病高血压过程中的相互作用。BP, 血压; CO, 心输出量; TPR, 总外周阻力; PTH, 甲状旁腺素。 （Adepted from Hadtstein C, Schaefer F（2008）Hypertension in children with chronic kidney disease: pathophysiology and management. *Pediatr Nephrol* 23: 363-371.）

　　肾小球毛细血管流速增加和（或）肾小球毛细血管内压力增加会导致肾小球源性高血压。肾脏的自动调节系统能调节肾脏功能。例如，小动脉收缩可减轻静脉和毛细血管血压升高。肾小球源性高血压的发生是由于血压急剧升高，使得肾脏正常的自动调节系统失调，毛细血管血压升高，损害肾小球细胞并降低肾功能，导致液体容量负荷过重，使血压进一步升高。

　　高血压相关性肾损害的因素很多，包括：①钠平衡；②交感神经系统（SNS）激活，使肾上腺素受体信号激活并引起血压升高（生理压力是增加交感神经信号传导的常见原因）；③肾素-血管紧张素-醛固酮系统（RAAS）激活；④肥胖或糖尿病增加胰岛素抵抗；⑤妊娠和内分泌失调导致激素异常。

　　目前的证据支持对糖尿病和慢性肾脏病患者进行积极的血压控制。最新的高血压指南建议：高危患者的目标血压应低于130/80mmHg。一些研究表明，糖尿病患者的血压目标值越低，患者的肾功能和视网膜获益越多，并能降低脑卒中的风险。目前的指南特别注重强化控制血压的重要性以保存心血管和肾脏功能。

糖尿病肾病

　　糖尿病可导致肾功能受损以及高血压。糖尿病相关性死亡大部分与其大血管和微血管的并发症有关。大血管最重要的病变是动脉粥样硬化。微血管病变包括糖尿病视网膜病、糖尿病肾病和糖尿病神经病变。如果慢性肾脏病治疗不及时，可进展至终末期肾病。在美国和欧洲，糖尿病肾病是终末期肾脏病的首要原因。

　　糖尿病肾病的发病机制尚未明确，目前已知可能与部分血流动力学和代谢因素改变有关。血糖水平升高可导致肾损伤。通过调整饮食或药物治疗降低血糖水平，可以减少蛋白尿。信号分子诸如细胞因子在糖尿病肾病的发生和发展中也非常重要，如转化生长因子（TGF-β）就是其中之一。肾小球源性高血压也是一个促进因素，它会导致高血压进一步恶化，降压治疗可改善肾小球源性高血压。

结节性肾小球硬化和弥漫性肾小球硬化是糖尿病肾病的两个主要病理改变。这两种改变可导致肾小球滤过率下降，引起蛋白尿。蛋白尿通常是糖尿病肾病的首发症状，导致心血管死亡风险升高3倍。其他主要表现包括肾小球滤过率持续下降，直到进展至终末期肾病。肾功能的这些变化导致水钠储溜和容量超负荷，最终导致糖尿病肾病相关的高血压。

1型和2型糖尿病患者中联合应用高剂量的RAAS阻断剂，如ACEI和ARB联合应用，可有效降低血压和蛋白尿。COOPERATE试验观察了在非糖尿病肾病患者中联合使用RAAS阻断剂和单独使用的效果，观察3年后发现，联合使用RAAS阻断剂优于单独使用。虽然两组的降压效应类似，但联合用药在降低蛋白尿方面优于单独使用ACEI或ARB类药物。

终末期肾脏病

长期的高血压、糖尿病、慢性肾脏病及其他因素的组合常常导致终末期肾脏病。对于终末期肾脏病，唯一有效的治疗方法是通过透析来调节液体负荷。目前先进的透析技术可使患者在肾脏丧失功能的情况下存活许多年。然而，肾移植是终末期肾脏病患者恢复肾功能的唯一方法。

高血压在终末期肾脏病患者中很常见，超过80%的终末期肾脏病患者的首发症状是高血压。终末期肾脏病患者肾脏功能受损严重，水钠潴留明显。血容量增加引起心输出量增加，并触发体内自动调节系统，增加体循环血管阻力从而升高血压。终末期肾脏病患者接受透析治疗后可降低血压，但1/2的血液透析患者仍有高血压，1/3的腹膜透析患者仍有高血压。血压得到改善的部分原因是透析改善了患者的循环血量。然而，许多透析患者仍然面临着高血压，甚至需要积极的药物治疗。

高血压是尿毒症患者冠心病的主要预测指标。血液透析患者高血压和心血管事件之间缺乏显著的相关性可能因为心室功能不全，这可导致血压降低同时增加心血管病死亡率。患者血压和死亡率之间呈U型曲线关系，即血压过高和过低时，患者的死亡风险均增高。透析患者发生高血压与多种因素有关，包括容量负荷过重、RAAS激活、交感神经兴奋性增高、内皮细胞源性血管收缩增强、促红细胞生成素的使用以及动脉钙化。透析患者的最佳血压控制存在争议。几项研究表明收缩压超过180mmHg与预后不良相关。大部分数据支持采用透析前血压监测指导治疗，因为此时的血压通常被认为是最高的，但尚没有发表的文献支持。透析患者强化降压可能导致透析后症状性低血压，尤其是透析间期体重明显增加的患者。目前建议透析前控制收缩压低于160mmHg和舒张压低于90mmHg。ABPM研究对血液透析患者进行了动态血压监测，结果表明，患者血压仅在透析后第一天晚上降低，其他晚上均没有下降。患者夜间持续高血压与心血管靶器官损害（TOD）的严重性相关。所以透析患者的高血压治疗包括了容量控制、增加血液透析的时间和频率，同时应适当应用抗高血压药物。

纠正ESRD的另一种选择是肾移植，而高血压也是肾移植的主要并发症之一。

如果高血压没有得到充分控制，升高的血压或将造成移植肾功能不全。免疫抑制治疗可引起肾毒性和持续性高血压。约4%的肾移植患者发生肾动脉狭窄，导致肾血管性高血压（RVHT）或肾缺血。在移植患者中，另一个值得关注的问题是残存的原肾可能加剧高血压。

高血压及肾移植受体

肾移植术后高血压定义为血压超过140/90mmHg。在使用环孢素之前，至少50%的肾移植患者术后出现高血压。使用钙调神经磷酸酶抑制剂后，高血压的发生率更高，约70%~90%的肾移植患者会出现高血压。类固醇相关高血压的发病率约为15%。众所周知，高血压是一个主要的心血管危险因素，并会降低患者和肾移植的存活率。回归分析表明，血压升高是肾移植失败的独立的危险因素。

钙离子通道阻滞剂（CCBs）和血管紧张素转化酶抑制剂（ACEI）在降低肾移植术后高血压治疗中的效果类似。一项为期两年的随机、双盲对照试验比较了硝苯地平和赖诺普利的降压效果，研究终点是移植肾功能，该试验显示：硝苯地平组的移植肾功能更好，在治疗肾移植术后高血压方面优于赖诺普利。β受体阻断剂目前已被证实可以降低患者心肌梗死后的发病率和死亡率，且可使慢性心功能不全患者（CHF）获益。国家肾脏基金会心血管疾病工作组推荐的降压目标是：对于肾病患者中不伴蛋白尿者，应使血压控制在135/85mmHg以下；对于合并蛋白尿者，应控制血压在125/75mmHg以下。但近期的研究结果表明上述目标难以达到。

肾病患者的高血压治疗

控制高血压对于预防肾功能不全的并发症是至关重要的。持久的肾功能不全将导致血压难以控制。

治疗目标

高血压的管理应根据肾脏疾病的性质而定（见表8.3）。通过治疗引起肾衰竭的直接原因可使大部分急性的肾性高血压得以纠正。如果慢性持续性高血压继发于可治疗的原发病，其同样也可能被纠正。此外应预防及减缓肾功能的进一步恶化，因为肾功能恶化会使得高血压更加难以控制。轻度的高血压也应积极治疗以防止进一步的肾脏损害。

表8.3 肾病患者高血压的治疗目标

- 发现并治疗可逆的病因
- 延缓肾功能不全的进展
- 治疗并发症
- 积极主动治疗终末期肾脏病

慢性肾脏病患者的目标血压为低于135/85mmHg。相比于持续性高血压患者，舒张压低于90mmHg的慢性肾脏病患者能更好地保持肾小球滤过率。令人惋惜的是上述目标血压水平难以实现。一项调查研究结果表明，仅37%的患者能够将血压降低至推荐的目标水平。大多数慢性肾脏病高血压患者需联合多种降压药物降压，通常包含利尿剂和RAAS阻滞剂（图8.2，表8.4）。

对于肾功能不全的高血压患者而言，控制钠的摄入量尤为重要。推荐的每日钠摄入量为44~88mEq（毫克当量）。限制钠盐有助于控制液体负荷从而提高降压药物的疗效。

降压药物的合理选择

应用RAAS阻滞剂是慢性肾病和终末期肾病患者的重要治疗策略，除了降压作用之外，现有的证据表明ACEI提供了额外的肾脏保护作用。几个临床试验已经证实慢性肾脏病高血压患者使用ACEI或ARB可以延缓肾脏病的进展。对于部分患者，ACEI可达到减轻45%的蛋白尿量的治疗效果，而ARB类药物也有相似的效果。

相比其他类型的降血压药物，ACEI能更好地降低肾小球内压并保护肾脏功能。其他降压药物不能改善蛋白尿，这表明RAAS阻滞剂能使患者在降压之外获益。ACEI通过阻断肾内血管紧张素Ⅱ受体，引起肾脏出球小动脉血管舒张，且扩张出球小动脉的效果大于入球小动脉阻力的下降，从而降低了肾小球内压，同时有助于防止肾小球进一步硬化。Ramipril Efficacy in Nephrology研究已证实雷米普利这种ACEI具有肾脏保护作用。蛋白尿的减少程度与肾脏病的减缓相关。

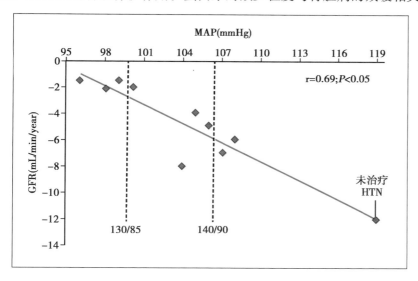

图8.2 血压控制与肾小球滤过率下降程度的相关性，来自6个纳入糖尿病肾病患者的临床试验和3个纳入非糖尿病肾病患者的临床试验。HTN，高血压；MAP，平均动脉压。（Bakris GL，Williams M，Dworkin L et al.（2000）Preserving renal function in adults with hypertension and diabetes. A consensus approach. Am J Kid Dis 36：646-661.）

表 8.4　国家肾脏基金会心血管疾病工作组推荐的慢性肾脏病患者药物治疗和非药物治疗的降压目标

人群	目标血压 mmHg	非药物治疗	药物治疗
普通人群	<140/90	减少钠盐摄入，锻炼	β 受体阻滞剂，利尿剂
CKD1～4 期，伴蛋白尿 >1g/d 或糖尿病肾病	<125/75	减少钠盐摄入	ACEI 或 ARB（加/不加利尿剂）或肾移植受体使用 CCB
CKD1～4 期，但蛋白尿 <1g/d	<135/85	减少钠盐的摄入	ACEI 或 ARB（加/不加利尿剂）或肾移植受体使用 CCB
CKD5 期	<140/90	减少钠盐的摄入 透析患者减少液体摄入并超滤	透析患者：除了利尿剂以外的其他降压药物

CKD，慢性肾脏病；ACE，血管紧张素转换酶；ARB，血管紧张素 Ⅱ 受体阻滞剂；CCBs，钙通道阻滞剂。（From National Kidney Foundation（NKF）Kidney Disease：Outcomes Quality Initiative（K/DOQI）Advisory Board（2002）K/DOQI clinical practice guidelines for chronic kidney disease：evaluation，classification，and stratification. *Am J Kid Dis* 39（2 Suppl 2）：S1-246，with permission.）

利尿剂在肾脏病患者的血压控制中同样具有重要作用。因为容量负荷过多是慢性肾脏病及终末期肾脏病患者的常见表现。对于晚期的肾脏病患者，袢利尿剂较噻嗪类利尿剂更常用。大多数噻嗪类和袢利尿剂作用于肾小管管腔侧。利尿剂通过酸性或碱性分泌的途径穿过肾小管膜。然而，在慢性肾脏病患者中，由于血流减少，导致肾脏组织中有机酸积聚。这些有机酸直接与酸性利尿剂竞争作用部位。另一个方法是使用正常剂量但利尿作用更强的药物。一般情况下，袢利尿剂是更有效且有效剂量较低的利尿剂。

钙通道阻滞剂也可用于治疗肾脏病患者的高血压，建议应用于肾小球源性的高血压，因为 CCB 扩张入球小动脉的作用大于出球小动脉。这将增加肾小球内压并导致肾功能进一步损害。当然，若 CCB 充分降低全身血压，最终肾小球内压也将下降。非二氢吡啶类的 CCB 类药物还可降低蛋白尿水平，但是二氢吡啶类的 CCB 类药物并无此作用。上述 Ramipril Efficacy in Nephrology 研究支持这一结果。二氢吡啶类的 CCB 类药物未显示出任何的肾脏保护效应，这类药物在伴有蛋白尿或肾损害的高血压患者中仅作为二线或三线药物。

特别关注

在治疗伴有急性肾损伤的高血压患者时，识别导致急性肾损伤的潜在病因通常是最重要的。纠正潜在的病因后，患者血压可回归正常。但是急性肾损伤病因复杂，纠正病因并不容易。此类高血压患者必须进行降压治疗时，要根据临床表现制定相应的降压方案。若患者有液体潴留，如水肿，可用利尿剂甚至透析来控制血压。对于其他类型急性肾损伤引起的高血压，最好使用 RAAS 拮抗剂。与硬皮病和血管炎相关的高血压则应选择 ACEI 降压治疗。

糖尿病患者的高血压治疗更复杂并更具挑战性。除降压之外，还必须处理糖尿病的并发症。糖尿病控制和并发症试验研究小组研究的结果显示：糖尿病肾病的进展受血糖水平的影响，降低血糖将延缓糖尿病神经病变的进展。减缓糖尿病肾病的进展也可以帮助预防高血压恶化。

降低糖尿病患者的血压也可减缓糖尿病肾病的进展再次表明血压和肾功能之间的联系。高血压伴糖尿病患者的目标血压为 135/85mmHg，高血压伴慢性肾脏病患者的目标血压更低，这可通过改变生活方式和医疗干预来实现。一般而言，ACEI 或 ARB 类药物因其兼具降压和肾脏保护作用而成为首选的降压药物。血压控制常需要联合用药，利尿剂是常用的联用药物。

对于透析高血压患者，因为难以控制细胞外液体负荷，降压尤其困难。可以增加血液透析频率。每日透析疗法能够更好地控制血压，因为高、低液体容量负荷之间的差异被最小化。血液透析的降压效果优于腹膜透析。

（张 玲　庄晓东　廖新学　译）

第 9 章

肾血管性高血压

概　述

肾血管性高血压是由肾脏缺血引起压力机制激活，从而导致的一种继发性高血压。尽管肾血管性高血压由肾动脉严重狭窄所致，但肾动脉病变并不等同于肾血管性高血压。在正常血压人群中可能检测到肾动脉狭窄，但狭窄所致的低灌注并不严重。尽管肾血管性高血压在总体人群中并不是常见病因，但一些病例可被治愈，所以明确诊断极为重要。

血压轻度升高患者中，肾血管性高血压比例小于 1%，在难治性、急性发作以及严重的高血压患者中，肾血管性高血压比例更高。在急进性和恶性高血压患者中，约 1/3 患者为肾血管性高血压。

肾血管疾病的可能病因

肾动脉狭窄是最常见的引起高血压的肾血管疾病。肾动脉狭窄可发生在单侧或双侧，双侧肾动脉狭窄更容易导致肾衰竭。动脉粥样硬化是肾动脉狭窄的主要病因，许多其他内在或外在的病因也可阻塞肾血流，如肌纤维发育不良、动脉夹层、动脉炎以及其他肾动脉损伤。

超过 80% 的肾动脉狭窄由动脉粥样硬化所致。胆固醇和细胞碎片构成了粥样斑块的主要成分，并最终引起动脉狭窄。炎症和凝血功能异常也参与肾血管病的发生和发展。通常，内皮功能紊乱会引起炎症反应和凝血功能异常，触发血管病和斑块形成。高血压、吸烟、糖尿病、年龄增加都可能增加内皮细胞应激。动脉粥样病变通常逐渐进展。

导致高血压的机制

肾动脉狭窄可引起一些血流动力学和激素水平变化，导致肾血管性高血压发生。一些研究发现动脉内腔狭窄超过 80% 才会引起明显的血流受限，从而导致低灌注和肾素-血管紧张素-醛固酮系统（RAAS）缺血性激活（图9.1）。肾小球旁器可检测到肾血流减少，激活肾素-血管紧张素-醛固酮系统，这与低血压和低血容量所致的正常生理反应相似。肾素释放导致血管紧张素Ⅱ水平增加，引起动脉血管收缩（图9.2）。增加的血管紧张素Ⅱ刺激醛固酮分泌，引起水钠潴留、SVR和心脏搏出量增加，导致血压升高。病程长的肾血管性高血压患者在纠正血管狭窄后，因自身调控机制存在，将持续存在高血压。

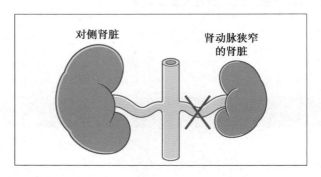

图9.1　图示肾血管性高血压

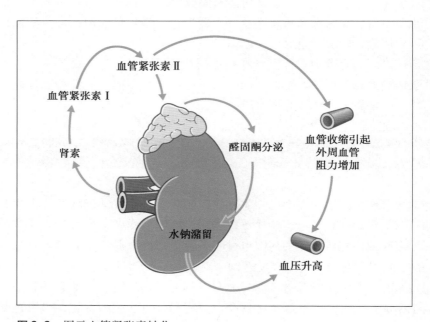

图9.2　图示血管紧张素转化

临床表现

很多临床特征提示可能存在肾血管疾病所致的血压升高（表9.1），包括高血压患者尤其是老年患者的血压突然升高；肾功能急剧下降；年轻人中出现血压显著升高也应考虑肾血管性高血压；缺乏其他危险因素或无高血压家族史；难治性高血压。任何难以解释的血压变化或高血压的典型发作都需要排除肾血管性高血压。

一些双侧肾动脉明显狭窄患者或肾动脉狭窄的独肾患者可表现为复发性、一过性肺水肿，被称作皮克林综合征（Pickering syndrome），这是粥样硬化性肾血管病患者行血管内介入治疗的少数确切的适应证之一。

表9.1　提示肾血管性高血压的临床特征

- 无高血压病史或高血压家族史
- 难治性高血压
- 重度高血压
- 高血压急性发作
- 血脂异常
- 肾功能下降
- 吸烟
- 早发性高血压（<30 岁）
- 双侧肾脏大小不同
- 继发性醛固酮增多
- 复发性、一过性肺水肿

诊断检查与筛查

由于在日常诊疗机构中肾血管性高血压（相对）罕见，不建议在高血压患者的常规评估中对肾血管性病因进行筛查。当患者临床表现提示肾血管性高血压时，应进行深入评估及仔细考量。

诊断肾动脉狭窄尚无单一的敏感、特异和便宜的检查方法。与其他诊断方法相比，肾动脉造影（图9.3 和图9.4）是金标准，由于它是一种侵入性技术，在除高度怀疑肾血管性高血压的情况之外并不推荐。此外，还有一些有创或无创的技术可供筛查使用（表9.2）。

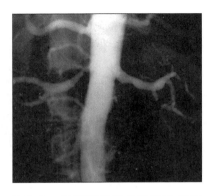

图9.3　双侧粥样硬化性肾动脉狭窄的血管造影图像

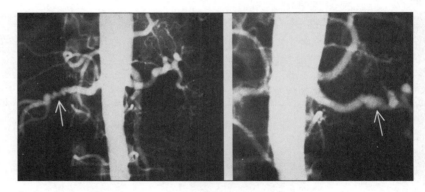

图9.4 肾动脉肌纤维营养不良的血管造影图像（箭头处）

表9.2　肾动脉狭窄的诊断方法及其优缺点

方法	优点	缺点
血浆肾素活性（卡托普利给药后）	容易检测	假阳性率高；变化大
肾静脉肾素	少	需要穿刺；不能用于筛查
磁共振血管成像	非肾毒性造影剂	设备昂贵
螺旋CT血管成像	创伤小，3-D影像	可能有肾毒性
彩色多普勒超声	无创；血流速率；便宜	需要专业人员
肾血管成像	诊断价值高；金标准	有创

闪烁照相术

　　给予血管紧张素转换酶抑制剂后，肾动脉狭窄的肾脏肾小球滤过率下降，因此服用血管紧张素转换酶抑制剂后进行肾脏闪烁照相术的效果最佳（图9.5）。这一现象最早发现于双侧肾动脉狭窄患者中，此类患者服用血管紧张素转换酶抑制剂后出现双侧肾小球滤过率降低。在单侧肾血管性高血压病例中，卡托普利可诱导肾脏的时间-活性曲线发生显著改变。使用血管紧张素转换酶抑制剂后，血管紧张素Ⅱ水平被抑制，肾小球滤过率的自身调节中断，未受累的对侧肾脏肾小球滤过率通常增加。在肾动脉狭窄不显著或正常肾动脉血管的患者中并未观察到该现象。延时显像肾图和闪烁照相术可以检测到肾脏改变和总体肾小球滤过率降低。卡托普利明显增加肾图检测肾动脉狭窄的敏感性，但也有其局限性。例如，正在服用血管紧张素转换酶抑制剂的患者不能进行这项检查，若需应用则需停药一段时间。此外，在双侧肾动脉狭窄患者中可能出现急性肾损伤（AKI）。卡托普利闪烁照相术在高危人群中的敏感性较低，这也限制了它作为筛选试验的价值。该方法的预测价值接近90%，优于常规肾图。总之，卡托普利强化肾图在特定病例中有帮助，并且显著优于普通闪烁照相术，但用于筛查并不可靠。

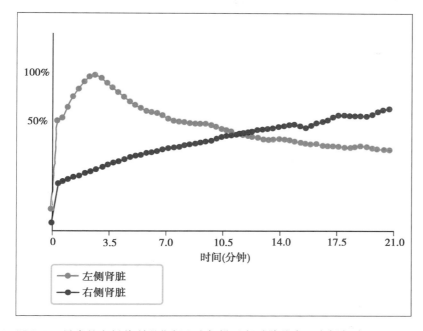

图 9.5 　异常的卡托普利强化肾血流扫描（肾动脉狭窄，右侧肾脏）

血浆肾素活性

　　血浆肾素活性在一些肾血管性高血压患者中升高，可作为该病的筛查方法。然而血浆肾素活性受多种因素影响，使得检查结果难以解释。例如，肾素在一天中的分泌并不相同，此外，肾素水平受饮食（钠盐摄入）、年龄、性别、种族等因素影响。在 50% ~ 80% 的肾血管性高血压患者中，血浆肾素活性水平升高。血浆肾素活性测定诊断肾血管性高血压的特异性和敏感性低，不能对疑似肾血管性高血压患者只进行此项检测就确诊。

　　血管紧张素转换酶抑制剂已被证实可提高血浆肾素活性在诊断肾血管性高血压时的敏感性。血管紧张素转换酶抑制剂降低血管紧张素 Ⅱ，引起肾素水平增加。该检查要求患者有一定的残存肾功能，不能用于双侧肾血管狭窄和肾功能不全患者。进行该项检查时患者需停用血管紧张素转换酶抑制剂。该方法检测肾血管性高血压的敏感性最高达 75%，但假阳性常见。总之，血浆肾素活性检测表现复杂，敏感性低，限制了它诊断肾动脉狭窄的应用。

血管成像

　　磁共振血管成像（MRA）和螺旋计算机断层摄影血管成像（CTA）对诊断肾动脉狭窄有重要作用。和肾动脉造影比较，两种技术均为无创检查，并且有较高敏感性和准确性。

磁共振血管成像

磁共振血管成像基于磁共振技术，可提供血管，包括肾血管的具体影像（图9.6）。一些研究报道其检测肾动脉狭窄的敏感性为100%，也有一些研究报道的敏感性相对低些。

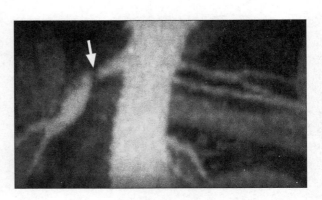

图9.6　磁共振血管成像图显示肾动脉狭窄（箭头处）

除了敏感性高，磁共振血管成像还有其他优点。它可同时评估肾小球滤过率、肾脏大小以及肾血流量，从而提供更多的肾功能信息。磁共振血管成像是一种无创手段，不需要放射性对比剂。（由于钆剂的副作用，磁共振血管成像几乎不再使用它作为增强剂。）磁共振血管成像也有一些缺点。如检查费用昂贵，不能用于有金属植入物如起搏器的患者。此外，当前的机器设计使其难以应用于体型硕大或幽闭恐惧症患者。

总之，尽管存在缺点，磁共振血管成像在筛查肾动脉狭窄中仍极为有用。

计算机断层摄影血管成像

螺旋CTA是一项筛查肾动脉狭窄的新技术，具有很高的准确性（图9.7）。CTA要求静脉注射对比剂。CTA诊断准确率高，敏感性达98%，特异性达94%。螺旋CTA可以在三维空间重建血管腔及血管壁，提供肾动脉的精确图像，有助于进行血管成形术。远端血管和附属血管也可显示。

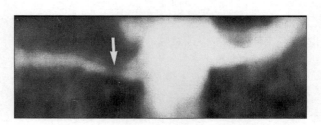

图9.7　计算机断层扫描血管成像图显示肾动脉狭窄（箭头处）

CTA 也有局限性，包括使用放射活性的对比剂，可导致肾毒性，这限制了它在肾功能减退患者中的应用。此外，使用 CTA 难以鉴别肾动脉完全阻塞与严重狭窄。尚需积累更多经验以明确该技术在评估疑诊肾动脉狭窄患者中的作用。

超声检查

肾动脉双功能超声检查联合了器官和血管静态成像的标准超声技术和动态信息的多普勒技术。当多普勒数据以图像呈现时，该检查就是双功能多普勒超声。当血流速度数据转换为彩色图像后重叠，它就是彩色多普勒超声。

双功能多普勒扫描是无创性检查，适应用于肾功能不全或双侧肾动脉狭窄患者。在临床应用中要求双功能多普勒超声检查的操作者经验丰富，因为检查时容易出现不准确或者不易解读的信息，假阴性高达 20%。然而，彩色多普勒超声技术的其他优点使其成为诊断肾动脉狭窄的可靠手段。例如，与肾动脉造影术比较，其敏感性和特异性高达 98%。总之，在肾动脉狭窄最初筛查中，由富有经验的操作者进行的超声检查是一种准确率高和安全的检查方法。

肾动脉造影

肾动脉造影是诊断肾动脉狭窄最准确的方法，如果在造影中发现动脉狭窄，还可立即进行血管成形术。该检查进行导管穿刺后注射对比剂，在放射学基础上对肾脏血管成像，检查过程相对快速。

肾动脉造影有许多限制，它不能量化血管阻塞程度，检查有创，并可导致一些并发症，如出血、血肿、感染。导管穿刺也可损害血管壁，可能引起动脉夹层，严重时可致命。造影剂也可引起并发症。尽管肾动脉造影非常优越，临床医师在应用时还是应该权衡利弊。

目前建议

不是所有高血压患者都需要筛查肾血管疾病。应有提示肾血管性高血压的指征。肾血管造影是最准确的检测方法，但具有侵入性。在肾血管性高血压可能性低的患者中，侵入性低的检查方法是更好的选择。尽管未能取得共识，一些学术团体仍基于肾动脉狭窄的估计风险给出了筛查手段的选择建议。当在药物治疗之外存在手术干预的可能时，这些筛查手段才被应用。

存在粥样硬化性肾动脉狭窄（atherosclerotic renal artery stenosis，ARAS）风险患者的评价和治疗建议如图 9.8，这些患者的临床表现包括突然发作高血压或难治性高血压，高血压合并腹部血管杂音或其他动脉粥样硬化性疾病，复发性肺水或 ACEI 治疗后氮质血症。与之相对应的，无创性肾动脉影像检查有双功能多普勒超声、磁共振血管成像、螺旋 CT 血管成像或静脉数字减影血管造影术。

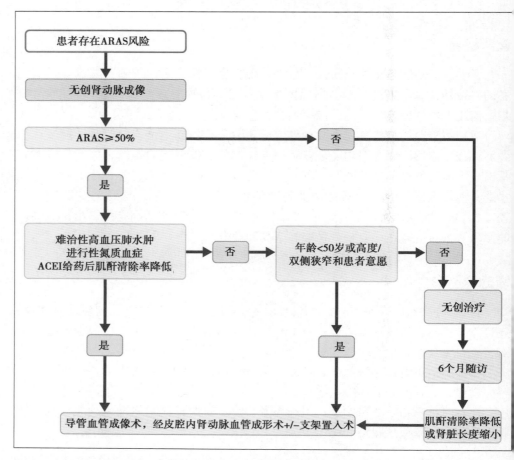

图9.8 粥样硬化性肾动脉狭窄疑诊患者的评价和治疗建议（Plouin P-F，Rossignol P，Bobrie G（2001）Atherosclerotic renal artery stenosis：to treat conservatively，to dilate，to stent，or to operate？ *J Am Soc Nephrol* 12：2190-2196.）

肾血管性高血压的管理

肾血管性高血压是继发性高血压的少见形式，与其他类型继发性高血压一样，纠正诱发因素可消除或改善高血压。治疗方法包括药物、血管成形术或外科手术修复（表9.3）。近年来，美国心脏病学会与美国心脏协会出版了肾血管性高血压的治疗指南。指南建议，药物治疗可用于单侧肾动脉狭窄患者的高血压控制。药物治疗效果不佳或者高血压更严重（如难治性高血压、恶性高血压）的患者需行血管重建。外科手术仅推荐用于复杂的血管狭窄患者。近来的一项荟萃分析发现缺少证据支持某种特定的治疗。

表9.3 肾血管性高血压的治疗

治疗方法	优点	缺点
药物	无创，改善血压	不能改善狭窄，肾脏萎缩
血管成形术（支架置入术）	能减少狭窄，改善血压	有创，要求导管穿刺，再狭窄
外科手术	成功率高，再狭窄，主要并发症机会小	合并症

联合用药方案包括肾素-血管紧张素-醛固酮系统抑制剂，除非该患者存在使用禁忌证。应当严格管理血压，规律随访进行临床评估，监测肾功能，必要时监测肾脏大小。

药物治疗

肾血管病变所致高血压由肾脏缺血引起，治疗肾血管性高血压最有效的药物是肾素血管紧张素醛固酮系统抑制剂，其他降压药物效果不佳。一项纳入数百例患者的研究证实，服用血管紧张素转换酶抑制剂数月后，80% 患者的血压得到有效控制。血管紧张素受体阻断剂在治疗肾血管病变所致高血压时也有效。两者联用更容易达到治疗目标。

血管成形术 （支架置入术）

血管成形术（使用支架）可以帮助缺血肾脏再灌注。在严重或难治性高血压患者以及进行性肾功能不全病例中，应谨慎考虑并尽可能早地进行血管成形术。若与术前比较，血流改善或稳定视为治疗有效，血管成形术的成功率接近 70%。接受血管成形术的患者中，约有 25% 的患者在术后 1 年内再次发生狭窄。与动脉粥样硬化病变所致的血管堵塞相比，由肌纤维发育不良所致者通过血管成形术治疗更合适。

在动脉粥样硬化病变所致的血管堵塞病例中，提高血管成形治疗有效率的方法之一是支架置入术，这在双侧或单侧肾血管病变中均可成功应用。近期一项 2 年的随访研究报道，与无支架置入的血管成形术（再狭窄率 26%）比较，支架置入术的再狭窄率更低（再狭窄率 17%）。接受支架置入的患者中，超过 2/3 的患者血压得到改善。

外科治疗

尽管外科手术的应用少于先前介绍的血管成形术，但其在技术上 90% 的步骤已经成功，仍是肾血管性高血压的有效治疗方法，尤其是对于动脉粥样硬化导致肾动脉严重狭窄的患者。在病程短于 5 年的高血压患者中成功率更高。外科手术可改善合并肾功能损害的高血压患者，术后除降压外，也可改善肾功能。手术常涉及狭窄血管的动脉搭桥，其中最常应用主动脉肾动脉搭桥术，当该术式禁忌使用时，可行肝肾动脉、脾肾动脉、回肾动脉旁路术。

　　外科治疗主要关注患者的病情及死亡率。冠心病、脑血管病、外周动脉血管病是动脉粥样硬化性肾动脉狭窄患者的常见共患病，此外，肾功能不全增加所有患者的外科手术风险。

（李　进　庄晓东　廖新学　译）

第 10 章

原发性醛固酮增多症

10

概　述

原发性醛固酮增多症（primary aldosteronism，PA），简称原醛症，是一类包括几项相似表现的综合征群，包括血压升高、血钾降低、醛固酮升高和血浆肾素浓度降低等。既往认为 PA 是继发性高血压的少见病因，约占高血压患者的 1%。然而诊断方法改变后，人们发现更多的高血压患者为 PA，一些研究估计 PA 在继发性高血压患者中的患病率高达 10% ~ 15%。不同亚型 PA 的治疗策略有所不同（表 10.1），有些 PA 治疗后，高血压可以改善甚至治愈。

表 10.1　PA 病因分类

- **单侧醛固酮瘤**
- 单侧肾上腺增生
- 肾上腺癌
- **双侧特发性肾上腺增生**
- 双侧大结节性肾上腺增生
- 肾素瘤（继发性醛固酮增多症）
- 醛固酮分泌肿瘤
- 肾素敏感性腺瘤
- 家族性
  - 糖皮质激素可治性醛固酮增多症（Ⅰ型）
  - 非糖皮质激素可治性醛固酮增多症（Ⅱ型）

备注：单侧醛固酮瘤和双侧特发性肾上腺增生是 PA 的主要病因

PA 病因及其与高血压的关联性

PA 是由几种不同类型的肾上腺功能亢进导致醛固酮过量分泌而引起的。既往认为醛固酮增多症的常见病因是醛固酮瘤（aldosterone-producing adenoma，APA），这是一种中小型（直径<3cm）、单发单克隆起源肿瘤。对高血压患者进行全面检查后发现更多的 PA 病例，并且它们的病因起源也不同。单侧肾上腺增生是 PA 的少见病因。双侧特发性肾上腺增生（idiopathic adrenal hyperplasia，IAH）也是导致 PA 的病因之一，但与其他类型腺瘤比较，IAH 引起的激素分泌异常和生化异常较轻。

也有一些罕见的基因缺陷可导致 PA。例如，有一类家族性的 PA 是由 11-羟化酶（CYP11B1）和醛固酮合酶（CYP11B2）基因融合引起的，突变基因在双侧肾上腺皮质束状带编码出既有醛固酮合成活性又受促肾上腺皮质激素（adrenocorticotropic hormone，ACTH）调节的融合蛋白，引起糖皮质激素可治性醛固酮增多症。

病理生理学

PA 是由于醛固酮过多分泌所致的。过多的醛固酮增加了肾脏远曲肾小管腔面上皮细胞的钠通道数量，导致钠重吸收增多，从而引起液体潴留和容积扩张，这是导致所有 PA 患者血压升高的根本机制。PA 导致的血压升高程度可以从轻微程度到非常高（>200/120mmHg）。对于所有类型 PA 引起的高血压，仅在应用醛固酮受体拮抗剂治疗时有效，其他的常用抗高血压药物均无效。

容积扩张的程度并不仅仅依赖血浆醛固酮水平，也受钠脱逸或醛固酮脱逸作用的限制，这使得机体在更高的平衡点恢复钠排泄与摄入的生理平衡。因此液体容量可接近正常，不出现水肿。

醛固酮脱逸的机制尚不完全明确。过多的容量可触发心房钠尿肽（ANP）分泌，心房钠尿肽可能对恢复尿钠排泄起重要作用，但这并不是醛固酮脱逸所需的。液体潴留导致容量增加，进而导致肾灌注压升高，又导致尿钠排泄增多。另外一个因素是远曲小管氯化钠通道数量减少导致钠重吸收减少。

醛固酮分泌过多导致低血钾。钠的过多重吸收增加肾脏管腔跨膜的负电化学电势，促使钾离子丢失。如钠和液体平衡一样，钾丢失过多也触发了保钾机制，主要是抑制醛固酮合成，从而建立新的电解质摄取和分泌平衡，而这个平衡点较正常的低（低钾血症），同时这个平衡点是动态发展的。例如 PA 给予低钠饮食可以减少钠重吸收和改善低钾血症。袢利尿剂可以改善钠潴留但可以加重低钾血症，因此在 PA 患者中应避免使用。

过多醛固酮分泌还可能导致心血管功能障碍。临床研究证明 PA 患者有显著的心血管损害，而这些损害独立于年龄、血压水平和高血压持续时间。与原发性高血压患者相比，PA 患者的卒中（4 倍）、心房颤动（12 倍）、心肌梗死（6 倍）、左心衰竭和猝死的风险均增加。而盐皮质激素受体拮抗剂治疗可以改善 PA 患者的肾脏和心脏功能。

临床表现和诊断

PA 的一些临床表现有助于筛查 PA（表 10.2）。典型特征有高血压和低钾血症，也可能发生代谢性碱中毒和低镁血症。肾功能不全也很常见，如蛋白尿、肾小球滤过率下降和肾囊肿。部分分型较重的 PA 患者还会发生骨骼肌无力、肌肉痉挛、抽搐和疲劳，严重的可发生周期性麻痹。未治疗的患者血浆肾素水平呈降低状态。难治性高血压（应用 3 种降压药，高血压仍持续）或在高血压患者中发现肾上腺偶发瘤均是筛查 PA 的适应证。

表 10.2　PA 相关临床表现

- 高血压
- 低钾血症
- 肌无力
- 疲劳
- 低血浆肾素
- 肾囊肿
- 尿钾增多
- 高钠血症
- 代谢性碱中毒
- 低镁血症
- 难治性高血压

当需要进一步筛查时，首先要做的就是复查低钾血症患者的血钾水平。然而血钾正常并不能排除 PA，因为一部分患者除非应用了利尿剂或高钠饮食，否则他的血钾水平仍可表现为正常。

下一步是检测血浆肾素活性（plasma renin activity，PRA），当 PRA 低于正常（表 10.3）应检测血浆醛固酮浓度（plasma aldosterone concentration，PAC）。血浆醛固酮和血浆肾素活性比值是 PA 的重要筛查试验。血浆醛固酮（ng/dl）/血浆肾素活性［ng/（ml·h）］比值大于 20 提示 PA。为了增加特异性，PAC 应大于 15ng/dl 且 PRA 应大于 1ng/（ml·h）。以 PAC 和 PRA 比值作为筛查 PA 的诊断标准后，增加了 PA 的检出率，并使 PA 成为高血压的第二大病因。

表 10.3　PA 初筛试验及典型数值

试验	正常值	PA 改变
血清钾	3.5~5.5mmol/L	<3.6mmol/L
血浆肾素活性（PRA）	1~3ng/（ml·h）	<1ng/（ml·h）
血浆醛固酮浓度（PAC）	0~5ng/dl	>15ng/dl
PAC:PRA 比值	<10	>20（80% 敏感性和特异性） >50（强有力证据）

经过简单生化诊断后；应进行几项附加试验以确诊，包括盐负荷试验，在钠负荷时血浆醛固酮浓度仍不被抑制，即可确诊 PA。盐负荷试验是在 4 小时内静脉滴注生理盐水 2 升然后检测血浆醛固酮浓度，如果 PAC 仍大于 10ng/dl 可确诊 PA，然而部分双侧 PA 患者的 PAC 值可在 5 ~ 10ng/dl。持续 3 天高钠饮食（ >150mmol/d）后，24 小时尿醛固酮水平仍然高于 12μg 也可确诊 PA（图 10.1）。

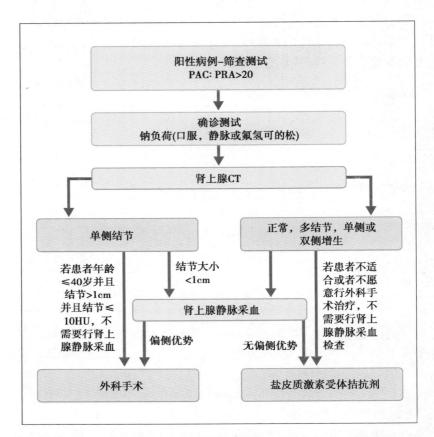

图 10.1　用血浆醛固酮浓度与血浆肾素活性比值筛查 PA 及鉴别亚型流程。这个流程应根据临床情况调整，应符合常识。AVS，肾上腺静脉采血；HU，亨斯菲尔德单位（CT 扫描衰减系数单位）；PAC，血浆醛固酮浓度；PRA，血浆肾素活性。（Adapted from Mattsson C，Young W（2006）Primary aldosteronism：diagnostic and treatment strategies. *Nature Clin Prac Nephrol* 2（4）：198-208.）

在生化确诊 PA 后，应进行病因诊断，因为单侧和双侧病变的治疗策略不同。单侧醛固酮瘤应首选肾上腺切除手术，同时也可以选用药物治疗。双侧肾上腺病变应选择药物治疗。年龄超过 30 岁或有 PA 家族史的患者应考虑遗传病因。

可用影像学技术进行 PA 定位和分型诊断，定位首选薄层 CT 扫描（图 10.2 ~ 图10.4，表 10.4）。磁共振成像的分辨率和敏感性低于 CT 扫描。高分辨率 CT 扫描可以在 90% 的 PA 患者中发现腺瘤。在 PA 患者肾上腺发现孤立肿物提示

APA 是引起 PA 的原因，但发现肿物并不能确诊。新的 CT 扫描技术提高了敏感性，可以发现多发的小结节和肾上腺边缘增厚，这些征象可能并没有临床意义，但是可能会误诊为双侧肾上腺病变或导致对非病变侧进行治疗干预。当年轻患者发现单个、孤立、直径大于 1cm 的肿物，无需进一步检查即可确诊为单侧腺瘤，建议手术治疗。然而双侧肾上腺增生则不能单靠影像学诊断，因为其中任何一个肾上腺小腺瘤都可以单独引起 PA。

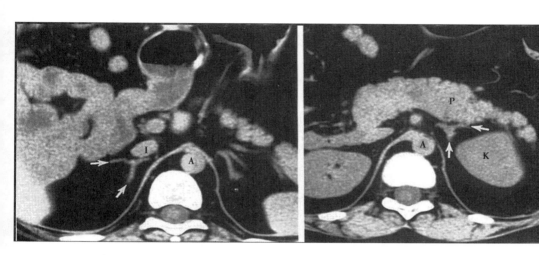

图 10.2　CT 扫描显示正常肾上腺（箭头所指）。I，下腔静脉；A，大动脉；P，胰腺；K，肾脏

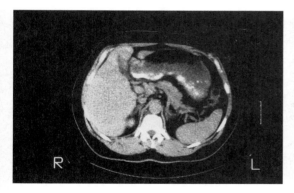

图 10.3　CT 扫描显示双侧肾上腺增生图

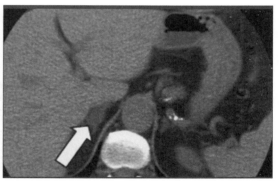

图 10.4　CT 扫描显示右侧肾上腺肿瘤（腺瘤）（箭头所指）

　　如果这些技术还不能确诊，下一步就要进行肾上腺静脉采血（adrenal venous sampling，AVS）（图 10.5）。这是鉴别 PA 是单侧或双侧来源的"金标准"。经皮经股静脉双侧肾上腺静脉插管采血是鉴别单侧和双侧病变的最好方法。比较双侧肾上腺静脉的醛固酮和皮质醇比值，如果一侧比值较对侧比值高 4 倍（可能略低），可以明确醛固酮的过多分泌来源于单侧肾上腺。

表 10.4　用于定位和区分单侧和双侧 PA 的技术

检查	优点	缺点
高分辨 CT	对大醛固酮瘤有 90% 的敏感性；容易做到	假阳性；造影剂；不能检测到小醛固酮瘤
MR 成像	与 CT 类似；无造影剂	费用更高；分辨率低
肾上腺静脉采血	95% 成功率；"金标准"	技术要求高；插管风险；造影剂

正确进行肾上腺静脉采血的结果非常可信。其主要缺点是要求操作者有丰富的经验，因为右侧肾上腺静脉插管较困难（平均只有 75% 的成功率），虽然在一些中心的成功率可以超过 90%。此操作的并发症与其他血管导管插入术类似，包括血肿、出血、卒中、心肌梗死和静脉夹层等。

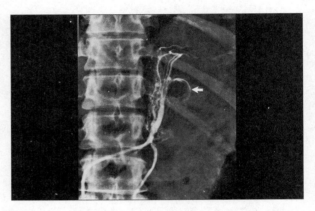

图 10.5　肾上腺静脉造影显示左侧肾上腺肿瘤（腺瘤）（箭头所指）

治　疗

高血压和低血钾有时可以通过内科治疗控制，但是应首选疗效明确的治疗方案。因此 PA 的治疗目的包括控制血压、恢复正常血钾、保护因醛固酮分泌过多的器官损害。治疗方案基于 PA 的病理分型。内科治疗对部分类型的 PA 有效，有些类型则需要行单侧肾上腺切除。

单侧腺瘤

单侧醛固酮瘤和非常罕见的单侧病变推荐手术治疗。成功的单侧肾上腺切除可以使大多数患者的醛固酮分泌恢复正常并纠正低钾血症，血压通常会改善但不一定能恢复正常。

单侧醛固酮瘤是小肿瘤（多为良性肿瘤），可以通过腹腔镜切除。这是肾上腺切除的常规选择，除非存在反指征。腹腔镜操作相比侵入性手术具有许多优点，可以缩短住院时间和减少并发症。在手术前，患者可以用醛固酮拮抗剂（如螺内酯或以普利酮）纠正电解质紊乱。PA 术后应监测血浆醛固酮浓度，典型的即时效应是血醛固酮浓度减少，通常可迅速自我调整。术后一个月内应每周监测血钾，必要时补充钾。

同时也应监测血压水平，在单侧醛固酮瘤术后数周到数月，高血压可以治愈或改善，然而多达60%的患者仍存在高血压，但低于术前血压水平。术前高血压病程短、没有家族史、年轻以及血压控制良好的高血压患者有望在术后治愈高血压。

长期药物治疗也可能控制单侧醛固酮瘤或其他单发醛固酮分泌瘤。符合指征的首推手术治疗，但是长期药物治疗和手术治疗的长期预后类似。药物治疗的目的是控制血压、改善低钾血症和避免 PA 的其他不良影响。使用盐皮质激素受体拮抗剂治疗醛固酮分泌过多的效果最佳。同时给予螺内酯（剂量为12.5～200mg/d）与钾补充剂可以纠正血压与血钾水平。以普利酮是新的选择性更高的盐皮质激素受体拮抗剂，与螺内酯相比，其与孕酮和雄激素受体的亲合力更低。同时以普利酮的副作用比螺内酯更少，但是尚没有直接比较这两个药物疗效和结局的研究发表。此外可能还需要联合其他降压药和改变生活方式以控制血压。低钾血症可以用饮食、控制钠盐摄入和补充钾纠正。如果需要用利尿剂控制血压应选用保钾利尿剂。

双侧增生

双侧肾上腺增生的治疗目的同单侧醛固酮瘤一样，但方法不同。特发性肾上腺增生患者与醛固酮瘤患者相比，症状通常较轻，更容易用药物治疗控制。两者药物治疗的策略相同，即应用盐皮质激素受体拮抗剂（螺内酯或以普利酮）纠正血钾水平及治疗高血压。联用低剂量噻嗪类利尿剂可以改善血压管理，减少螺内酯的用量从而减少药物副作用。糖皮质激素可治性醛固酮增多症是一种非常罕见的遗传性疾病，可以使用生理水平的外源性糖皮质激素和（或）盐皮质激素受体拮抗剂治疗。

（卫国红　庄晓东　廖新学　译）

第 11 章

嗜铬细胞瘤

11

概　述

嗜铬细胞瘤是分泌儿茶酚胺类和其他肽类激素的肿瘤。虽然嗜铬细胞瘤是高血压的罕见病因，但瘤体切除可以治愈高血压以及消除极度应激时（如怀孕或手术）的严重风险，尤其是猝死，因此发现和诊断很重要。

病理生理学和病因学

嗜铬细胞瘤由嗜铬细胞组成，后者是可以合成和储存儿茶酚胺类和其他肽类激素的神经内分泌细胞。嗜铬细胞正常主要存在于肾上腺髓质和交感神经节。发生于肾上腺的由这类细胞组成的肿瘤称为嗜铬细胞瘤。起源于交感神经节嗜铬细胞的肿瘤称为副神经节瘤（其他名称还有肾上腺外儿茶酚胺分泌型副神经节瘤和肾上腺外嗜铬细胞瘤）。这些肿瘤类型具有相似性，包括引发肿瘤的细胞类型，但进行有差别的命名有利于区别这些肿瘤，因为它们的恶性度和基因组成不同。

儿茶酚胺的合成途径开始于酪氨酸。酪氨酸被酪氨酸羟化酶羟基化生成 3，4-二氢苯基丙氨酸（L-DOPA）。脱羧步骤使该中间产物转换成神经递质多巴胺。多巴胺 β 羟化酶催化多巴胺经 β 氧化过程转为去甲肾上腺素（NE）。去甲肾上腺素还可以被苯乙醇胺-N-甲基转移酶催化，经 N-甲基化而成为肾上腺素。在肾上腺髓质中，大约 75% 的去甲肾上腺素转化为肾上腺素。儿茶酚胺储存在嗜铬细胞中，嗜铬细胞大小决定儿茶酚胺的储存量和细胞的激素分泌能力。

去甲肾上腺素的主要功能是在交感神经系统作为神经递质，只有少部分从嗜铬细胞释放进入血液循环以兴奋肾上腺素能受体。肾上腺素的作用主要作为对应激的反应激素。肾上腺髓质嗜铬细胞释放肾上腺素进入血流以使身体做出准备"战或逃"的反应。肾上腺素和去甲肾上腺素经过肾上腺素能受体信号通路作用，导致众多生理变化。其中对血压的调节包括强烈的血管收缩和增加心输出量。儿茶酚胺对血压调节的肾上腺素能反应详见第三章（原发性和继发性高血压）。

嗜铬细胞群经过增殖发展为肿瘤。嗜铬细胞瘤较罕见，估计在整个人群中的患病率为 0.0001% ~ 0.05%，这也是继发性高血压相对罕见的类型，不到所有病例 0.2% 。迄今为止，我们对嗜铬细胞瘤的形成机制还知之甚少。双侧嗜铬细胞瘤约占所有嗜铬细胞瘤的 10%，常呈家族性。双侧嗜铬细胞瘤经常与多内分泌腺瘤病（MEN）2A 型、2B 型或 von Hippel-Lindau 综合征（vHL 综合征）相关。一项研究筛查了所有确诊单个嗜铬细胞瘤和副神经节瘤的患者，虽然多数患者超过 40 岁，许多肿瘤是副神经节瘤，潜在遗传条件相对一致，但有 23% 的患者存在不同的伴随疾病。基于此，推荐诊断为双侧嗜铬细胞瘤的患者接受相关遗传性疾病的基因检测。孤立、单侧嗜铬细胞瘤通常没有遗传成分，但仍建议进行 MEN 2A/2B 基因检测，因为甲状腺癌与该基因异常相关，而不治疗甲状腺癌会致命。

嗜铬细胞瘤合成和储存许多与正常嗜铬细胞相同的激素。然而嗜铬细胞瘤激素分泌的调节机制异常，经常分泌过多激素。因为儿茶酚胺的相对无效分泌，高血压通常是嗜铬细胞瘤瘤体较大的标志。嗜铬细胞瘤也分泌其他类型的肽类激素，例如促肾上腺皮质激素。

超过 90% 的嗜铬细胞瘤发生在腹腔，其中绝大多数（85%）位于肾上腺。肾上腺嗜铬细胞瘤通常不是恶性的，只有 10% 有转移。而 40% 的位于肾上腺外的嗜铬细胞瘤有转移。恶性嗜铬细胞瘤通常生长缓慢，内科治疗下患者有可能长期存活。

嗜铬细胞瘤引起高血压的确切机制依赖于肿瘤分泌的激素种类。过多去甲肾上腺素兴奋 α 肾上腺素能受体，引起血管收缩和舒张压升高。肾上腺素刺激 β 肾上腺素能受体增加心输出量和引起收缩压升高。一些嗜铬细胞瘤也许不释放过多的儿茶酚胺但释放其他激素或多种激素。如果分泌儿茶酚胺合成途径的中间产物左旋多巴和多巴胺则会舒张血管，导致血压降低或限制儿茶酚胺引起的高血压。

临床表现

嗜铬细胞瘤通常具有几个非常特征性的临床表现（表 11.1），如果有这些临床表现应警惕嗜铬细胞瘤的可能性。由于这类肿瘤罕见，不是经常遇到，这些特异性症状对快速诊断非常重要。仅血压升高不能作为进一步检查的依据，因为仅有不足 0.2% 的高血压病例是由儿茶酚胺过多分泌引起的。嗜铬细胞瘤患者的症状"三联征"是多汗、头痛和心悸。大约 75% 的嗜铬细胞瘤患者具有这些综合症状。头痛可以是轻微或剧烈额度，常呈间歇性，严重程度不定。然而许多其他疾病也可以有典型的"三联征"症状，具有非特异性。嗜铬细胞瘤患者常见的体征（>50% 患者）包括体重减轻、面色苍白和眼底改变。恶心、呕吐和焦虑也很常见。过多儿茶酚胺下调肾素-血管紧张素-醛固酮系统（RAAS），因此嗜铬细胞瘤患者几乎持续存在血容量不足，也加重了体重减轻。

高血压是嗜铬细胞瘤患者最常见的临床表现，超过 90% 的嗜铬细胞瘤会引起高血压。约 50% 的高血压是持续性的，类似于原发性高血压。其余为发作性高血压，血压可以是正常、升高或降低的（叠加阵发性高血压）。高血压发作的持续时间和严重程度多变，变异性可见于不同患者之间以及同一患者的不同发作期。一些事件可以刺激嗜铬细胞瘤从而触发阵发性高血压，这些事件包括体育运动、活动、药物或吸烟。刺激嗜铬细胞瘤的因素详见表 11.2。一些类似嗜铬细胞瘤或升高儿茶酚胺水平相应的情况详见表 11.3。

表 11.1　与嗜铬细胞瘤相关的临床表现

- 高血压
- 头痛
- 多汗
- 心悸
- 面色苍白
- 神经紧张
- 恶性
- 呕吐
- 体重减轻
- 眼底改变
- 焦虑
- 高血糖症
- 体位性低血压

表 11.2　一些刺激嗜铬细胞瘤产生儿茶酚胺的因素

- 体育运动
- 麻醉
- 吸烟
- 高血糖素过多
- 腹部触诊
- 药物（见表 11.5）

表 11.3　一些类似嗜铬细胞瘤和（或）高儿茶酚胺血症的情况

- 急性肺水肿
- 子痫
- 高血压危象
- 糖尿病
- 类癌综合征
- 组胺过量
- 阿片类药物
- 尼古丁
- 单胺氧化酶抑制剂
- 卒中
- 癫痫
- 脑瘤
- 焦虑
- 偏头痛
- 低血糖症

诊 断

几项试验可以用来诊断嗜铬细胞瘤。因为病例罕见，不推荐对所有人群或所有高血压患者进行常规筛查。应仅在有嗜铬细胞瘤典型临床特征或偶然发现肾上腺肿物的患者中进行筛查。

目前嗜铬细胞瘤依靠检测血浆及尿液儿茶酚胺水平和儿茶酚胺代谢产物来确诊。尿液和血浆测量值与"正常"水平相对比预测嗜铬细胞瘤分泌过量儿茶酚胺的可能性（表11.4）。也可进行药物试验。单次显著的异常结果通常足以确诊，若结果数值小于正常值上限两倍则不能确诊，且常为假阳性结果。

表 11.4 各种筛查嗜铬细胞瘤的生化检查的正常生理范围、敏感性与特异性

检查	正常范围	敏感性	特异性
尿儿茶酚胺	15 ~ 100mg/d	83%	88%
尿甲氧基肾上腺素	0 ~ 1.2mg/day	76%	94%
血浆儿茶酚胺	<1200pg/ml	85%	80%
血浆甲氧基肾上腺素	30 ~ 170pg/ml	99%	89%

生化检测身体内儿茶酚胺（多巴胺、去甲肾上腺素和肾上腺素）或代谢产物（甲氧基肾上腺素和甲氧基去甲肾上腺素）的水平。在过去因尿液收集的标本量比血浆标本量大，所以用尿液检测。收集24小时（单次标本太少）尿液标本进行检测具有很好的敏感性与特异性（甲氧基肾上腺素的敏感性与特异性都超过了98%）。旧方法用荧光比色法检测甲氧基肾上腺素和儿茶酚胺，虽然敏感，但检测试剂会出现假阳性和假阴性结果。更多的现代技术有诸如以液相色谱法为基础的多种现代分离标本技术和以电化学检测或串联质谱法为基础的检测技术，这两种方法的假阳性率和假阴性率均比荧光比色法低，这都是检测方法的巨大进步。

血浆儿茶酚胺不应作为诊断依据，但是与尿液儿茶酚胺和甲氧基肾上腺素比，血浆甲氧基肾上腺素检测具有极高的敏感性，但特异性低。血浆甲氧基肾上腺素检测的阴性结果被认为是可靠的，具有高度预测价值，优于尿液检测。血浆标本采集比24小时尿标本采集容易，特别是儿童和不能合作的患者。血浆检测的主要缺点是假阳性率高，没有嗜铬细胞瘤其他指征的高血压患者曾经报道的假阳性率超过90%。这会导致过度的卫生保健花费（例如用CT扫描或MR成像随访定位检查并不存在的嗜铬细胞瘤）和过度的健康风险（不必要的射线暴露和手术）。

少数情况可能干扰血尿筛查的结果。血浆总儿茶酚胺测量的准确度低，作为筛查方法并不可靠，这也是为什么血浆标本只能检测甲氧基肾上腺素的原因。任何应激情形，包括疾病或焦虑都会改变儿茶酚胺水平。理想的情况是患者在标本收集期间不应服用任何药物，但是只有少数药物会干扰儿茶酚胺和间羟肾上腺素的检测。一些可能影响儿茶酚胺浓度生化检查的药物列于表11.5。终末期肾病患

者由于尿量减少而难以用尿检测。基本的药理试验如可乐定抑制试验可以用于确诊，但是因为血浆和尿液的检测很容易获得，所以此试验很少应用。进行该试验时，可乐定（0.3mg 口服）应该在三小时内抑制血浆儿茶酚胺水平到 500pg/ml 以下或甲氧基肾上腺素水平到 1pmol/L 以下。

表11.5 部分可能干扰儿茶酚胺和甲氧基肾上腺素浓度生化测量的药物

- 3，4-二氢基-丙氨酸（左旋多巴）
- 乙醇
- 对乙酰氨基酚
- 酚苄明
- 含儿茶酚胺类的药物
- 三环类抗抑郁药
- 可乐定撤药

筛查嗜铬细胞瘤唯一最重要的观念是症状的严重性应与儿茶酚胺的过量程度对应。例如患者具有明显多汗和心悸，但甲氧基肾上腺素仅为正常上限的两倍，嗜铬细胞瘤则不能解释如此严重的症状，应寻找其他病因。同时，小的嗜铬细胞瘤（直径 1~3cm）常常无症状，筛查结果也正常，此时的嗜铬细胞瘤可能和高血压或患者的其他症状无关。

嗜铬细胞瘤的定位

当得到的生化证据支持嗜铬细胞瘤的诊断后，应进行影像学检查来定位肿瘤（图11.1，表11.6）。95%的嗜铬细胞瘤位于盆腔或腹腔，而且大小足以被 MR 成像或 CT 扫描发现（图11.2）。尤其是单个嗜铬细胞瘤，通常直径都大于3cm。在诊断时这两种成像模式都具有高敏感性；CT 扫描能够成功发现 93%~100% 的肾上腺嗜铬细胞瘤和 90% 的肾上腺外嗜铬细胞瘤。CT 扫描最好用造影剂增强，缺点是会让患者暴露于电离辐射中，尤其肾功能不全的患者应特别注意。MR 成像具有良好的敏感性及更少的辐射，但比 CT 贵。从成像特征、对比剂吸收和清除、CT 扫描和 MR 成像的异质性这些特点可以区分嗜铬细胞瘤与其他类型肾上腺肿瘤。

当临床和生化证据支持嗜铬细胞瘤，但 CT 扫描或 MR 成像不能诊断时，应采用其他方法来检查或定位。如用[123]I-间碘苄胍（MIBG）闪烁扫描（图11.3）。MIBG 因其结构与去甲肾上腺素类似而被嗜铬细胞摄取并储存。这项检查具有 CT 和 MR 所不具有的可观的敏感性和高特异性。如果 MIBG 闪烁扫描失败，可以考虑进行其他类型的闪烁扫描或正电子发射断层扫描，但是这些在嗜铬细胞瘤诊断中的应用尚在评估中。

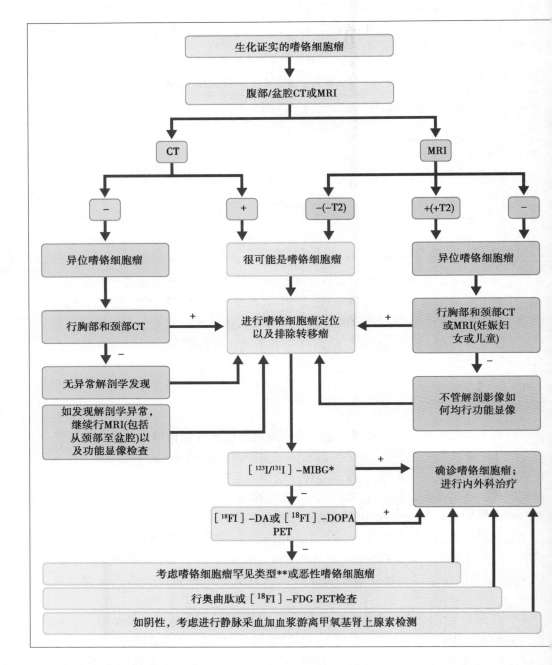

图 11.1 嗜铬细胞瘤诊断的定位流程图。CT，计算机体层摄影；MRI，磁共振成像；PET，正电子发射体层摄影；FDG，氟脱氧葡萄糖；（+T2），MRI 检查 T1 和 T2 加权阳性；（−T2），MRI 检查 T1 加权阳性 T2 加权阴性；+，肿瘤检查阳性；−，肿瘤检查阴性；*，可选情况下[123]I- MIBG闪烁扫描优于[131]I- MIBG 闪烁扫描；**，嗜铬细胞瘤罕见类型可能不表达去甲肾上腺素转运系统或儿茶酚胺储存颗粒数量可能较少。（Adapted from Ilias I，Pacak K（2004）Current approaches and recommended algorithm for the diagnostic localization of pheochromocytoma. *J Clin Endocrinol Metab* 89（2）：479-491.）

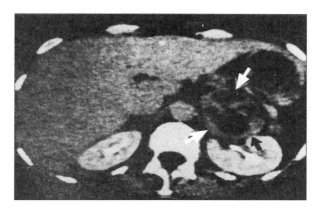

图 11.2 CT 扫描显示一个巨大嗜铬细胞瘤（左肾上腺）（箭头所指）

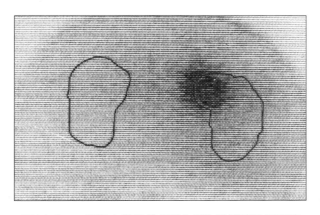

图 11.3 一侧肾上腺异常 MIBG 摄取提示嗜铬细胞瘤

表 11.6 用于嗜铬细胞瘤定位的影像学检查的优缺点

检查	优点	缺点
高分辨率 CT 扫描	93% ~ 100% 敏感性；容易做到	假阳性；造影剂
MR 成像	与 CT 类似，无造影剂	价格更高；分辨率低
MIBG 闪烁扫描	高特异性	低的利用率

治 疗

嗜铬细胞瘤的治疗首推手术，术前适当药物干预可减少手术风险。

药物干预以控制高血压和恢复血容量为主。这个步骤对于预防高血压对靶器官造成损害是非常重要的。外科准备的主要目的是恢复血容量和电解质平衡，阻断肾上腺素能受体以防止术中儿茶酚胺激增的影响。

对于极高水平的血压应静脉应用酚妥拉明（一种 α 肾上腺素能受体阻滞剂）来进行控制，但是这种情况较为少见。一旦血压稳定，应给予口服药治疗。在术

前应选用 α- 肾上腺素能受体阻滞剂治疗 2 ~ 4 周，使血压降至 140/90mmHg 左右且血容量恢复正常。通常首选酚苄明，它是一种非选择性和不可逆性 α 肾上腺素能受体阻滞剂，一般从小剂量开始（10mg，每天 3 次），逐渐增加用量（40mg，每天 3 次）。当然酚苄明的非选择性可导致 $α_2$ 受体也被阻滞，抵消了去甲肾上腺素的反馈回路，有可能导致心动过速而需要加用 β 肾上腺素能受体阻滞剂，但是因为用药治疗时间相对较短，通常不会引起这个问题。其他特异性和可逆性 α 受体阻滞剂，如多沙唑嗪和特拉唑嗪也可用于儿茶酚胺轻度增多的患者。

甲酪氨酸也曾用于术前药物治疗，甲酪氨酸抑制酪氨酸羟化酶和儿茶酚胺合成。虽然治疗有效，但有很多副作用，甚至可能致残，尤其是长期用药。通常在不能耐受肾上腺素能受体阻滞剂或儿茶酚胺严重过量时才应用。

由于手术期间存在死亡风险，手术应由有丰富经验的外科团队操作。肾上腺切除术越来越多采用腹腔镜操作，由于手术时间缩短和出血量减少，患者的创伤也减少。与开腹手术相比，腹腔镜手术的平均住院时间不足前者的一半。然而并不是所有嗜铬细胞瘤都可以采用腹腔镜手术。多发性肿瘤、巨大肿瘤（直径大于6cm）和位于肾上腺外嗜铬细胞瘤可能导致腹腔镜手术困难或不可行。影像学的进展减少了探查手术的需求。恶性的肿瘤术后可能需要化疗。

嗜铬细胞瘤手术切除后长期预后良好。推荐长期监测随访。因为小部分患者肿瘤会复发，在遗传性疾病如多发性内分泌腺肿瘤病 2A 型（MEN 2A）患者中可能会出现新的原发肿瘤。

若手术成功，几乎均可以改善血压，然而有报道在嗜铬细胞瘤切除时或刚切除后血压会剧烈波动。术中发生的血压升高可能因为刺激、处理或切除肿瘤时刺激儿茶酚胺大量分泌。肿瘤切除后儿茶酚胺水平大量减少可能导致低血压，尤其是在肾上腺素能受体阻滞时。术前的高水平肾上腺素能信号下调了肾素-血管紧张素-醛固酮系统（RAAS），RAAS 系统可能无法对术后发生的儿茶酚胺的急剧减少和血管舒张产生应答，尤其是在血容量不足没有纠正时。手术后低血糖罕见，但可以在术后一或数天内发生，这是由于儿茶酚胺水平降低所致。儿茶酚胺正常时可以下调胰岛素信号通路和增加葡萄糖产生。

（卫国红　庄晓东　廖新学　译）

扩展阅读

第 1 章

Balu S (2009) Estimated annual direct expenditures in the United States as a result of inappropriate

Chobanian AV, Bakris HR, Black WC *et al*. (2003) The Seventh Report of the Joint National Committee on Prevention, Detection, Evaluation, and Treatment of High Blood Pressure (JNC 7). *JAMA* **289(19):**2560–2572.

Fischer MA, Avorn J (2004) Economic mplications of evidence-based prescribing for hypertension: can better care cost less? *JAMA* **291(15):**1850–1856.

Gaziano TA, Bitton A, Anand S *et al*. (2009) The global cost of non-optimal blood pressure. *J Hypertens* **27(7):**1472–1477.

Greenlund KJ, Croft JB, Mensah GA (2004) Prevalence of heart disease and stroke risk factors in persons with prehypertension in the United States, 1999–2000. *Arch Intern Med* **164(19):**2113–2118.

Hodgson TA, Cai L (2001) Medical care expenditures for hypertension, its complications, and its comorbidities. *Med Care* **39(6):**599–615.

Hodgson TA, Cohen AJ (1999) Medical care expenditures for selected circulatory diseases: opportunities for reducing National Health expenditures. *Med Care* **37(10):**994–1012.

Hsia J, Margolis KL, Eaton CB *et al*. (2007) Prehypertension and cardiovascular disease risk in the Women's Health Initiative. *Circulation* **115(7):**855–860.

Jackson CM, Lawes DA, Bennett RJ *et al*. (2005) Treatment with drugs to lower blood pressure and blood cholesterol based on an individual's absolute cardiovascular risk. *Lancet* **365(9457):**434–441.

Kaplan NM (2002) *Kaplan's Clinical Hypertension*, 8th edn. Lippincott Williams & Wilkins, Philadelphia.

Lewington SR, Clarke R, Qizilbash N *et al*. (2002) Age-specific relevance of usual blood pressure to vascular mortality: a meta-analysis of individual data for one million adults in 61 prospective studies. *Lancet* **360(9349):**1903–1913.

Miura K, Daviglus ML, Dyer AR *et al*. (2001) Relationship of blood pressure to 25-year mortality due to coronary heart disease, cardiovascular diseases, and all causes in young adult men: the Chicago Heart Association Detection Project in Industry. *Arch Intern Med* **161(12):**1501–1508.

Psaty BM, Furberg CD, Kuller LH *et al*. (2001) Association between blood pressure level and the risk of myocardial infarction, stroke, and total mortality: the Cardiovascular Health Study. *Arch Intern Med* **161(9):**1183–1192.

Vakili BA, Okin PM, Devereux RB (2001) Prognostic implications of left ventricular hypertrophy. *Am Heart J* **141(3):**334–341.

Van den Hoogen PC, Feskens EJ, Nagelkerke NJ (2000) The relation between blood pressure and mortality due to coronary heart disease among men in different parts of the world. Seven Countries Study Research Group. *N Engl J Med* **342(1):**1–8.

Vasan RS, Beiser A, Seshadri S (2002) Residual lifetime risk for developing hypertension in middle-aged women and men: the Framingham Heart Study. *JAMA* **287(8):**1003–1010.

Wolf-Maier K, Cooper RS, Banegas JR *et al*. (2003) Hypertension prevalence and blood pressure levels in 6 European countries, Canada, and the United States. *JAMA* **289(18):**2363–2369.

第 2 章

Beevers G, Lip GY, O'Brien E (2001) ABC of hypertension: blood pressure measurement. Part II. Conventional sphygmomanometry: technique of auscultatory blood pressuremeasurement. *BMJ* **322(7293):**1043–1047.

Canzanello VJ, Jensen PL, Schwartz GL (2001) Are aneroid sphygmomanometers accurate in hospital and clinic settings? *Arch Intern Med* **161(5):**729–731.

Chobanian AV, Bakris HR, Black WC *et al.* (2003) The Seventh Report of the Joint National Committee on Prevention, Detection, Evaluation, and Treatment of High Blood Pressure (JNC 7). *JAMA* **289(19):**2560–2572. (*Hypertension* **42(6):**1206–1252)

Clement DL, De Buyzere ML, De Bacquer DA *et al.* (2003) Prognostic value of ambulatory blood pressure recordings in patients with treated yypertension. *N Engl J Med* **348(24):**2407–2415.

Dolan E, Stanton A, Thijs L *et al.* (2005) Superiority of ambulatory over clinic blood pressure measurement in predicting mortality: the Dublin Outcome Study. *Hypertension* **46(1):**156–161.

Hsia J, Margolis KL, Eaton CB *et al.* (2007) Prehypertension and cardiovascular disease risk in the Women's Health Initiative. *Circulation* **115(7):**855–860.

Imai Y, Otsuka K, Kawano Y *et al.* (2003) Japanese Society of Hypertension (JSH) Guidelines for Self-Monitoring of Blood Pressure at Home. *Hypertens Res* **26(10):**771–782.

Jones DW, Appel LJ, Sheps SG *et al.* (2003) Measuring blood pressure accurately: new and persistent challenges. *JAMA* **289(8):**1027–1030.

Klungel OH, de Boer A, Paes AH *et al.* (2000) Influence of correction for within-person variability in blood pressure on the prevalence, awareness, treatment, and control of hypertension. *Am J Hypertens* **13(1):**88–91.

Ma G, Sabin N, Dawes M (2008) A comparison of blood pressure measurement over a sleeved arm versus a bare arm. *CMAJ* **178(5):**585–589.

Mancia G, De Backer G, Dominiczak A *et al.* (2007) 2007 Guidelines for the management of arterial hypertension: The Task Force for the Management of Arterial Hypertension of the European Society of Hypertension (ESH) and of the European Society of Cardiology (ESC). *J Hypertens* **25(6):**1105–1187.

Mengden T, Chamontin B, Phong Chau N *et al.* (2000) User procedure for self-measurement of blood pressure. First International Consensus Conference on Self Blood Pressure Measurement. *Blood Press Monit* **5(2):**111–129.

Niiranen TJ, Kantola IM, Vesalainen R *et al.* (2006) A comparison of home measurement and ambulatory monitoring of blood pressure in the adjustment of antihypertensive treatment. *Am J Hypertens* **19(5):**468–474.

O'Brien E, Asmar R, Beilin L *et al.* (2005) Practice guidelines of the European Society of Hypertension for clinic, ambulatory and self blood pressure measurement. *J Hypertens* **23(4):**697–701.

Pickering TG, Hall JE, Appel LJ *et al.* (2005) Recommendations for blood pressure measurement in humans and experimental animals: Part 1: Blood pressure measurement in humans: a statement for professionals from the Subcommittee of Professional and Public Education of the American Heart Association Council on high blood pressure research. *Circulation* **111(5):**697–716.

Pickering TG, White WB (2008) Ash Position Paper: Home and ambulatory blood pressure monitoring. When and how to use self (home) and ambulatory blood pressure monitoring. *J Clin Hypertens (Greenwich)* **10(11):**850–855.

Tholl U, Forstner K, Anlauf M (2004) Measuring blood pressure: pitfalls and recommendations. *Nephrol Dial Transplant* **19(4):**766–770.

U.S. Preventive Services Task Force (2007) Screening for for high blood pressure. U.S. Preventive Services Task Force reaffirmation recommendation statement. *Ann Intern Med* **147(11):**783–786.

Wang JG, Staessen JA, Messaggio E *et al.* (2003) Salt, endogenous ouabain and blood pressure interactions in the general population. *J Hypertens* **21(8):**1475–1481.

Watson RD, Lumb R, Young MA *et al.* (1987) Variation in cuff blood pressure in untreated outpatients with mild hypertension: implications for initiating antihypertensive treatment. *J Hypertens* **5(2):**207–211.

Williams B, Poulter NR, Brown MJ *et al.* (2004) Guidelines for management of hypertension: report of the fourth working party of the British Hypertension Society, 2004 – BHS IV. *J Hum Hypertens* **18(3):**139–185.

第 3 章

Adrogue HJ, Madias NE (2007) Sodium and potassium in the pathogenesis of hypertension. *N Engl J Med* **356(19):**1966–1978.

Ahmed SB, Fisher ND, Stevanovic R *et al.* (2005) Body mass index and angiotensin-dependent control of the renal circulation in healthy humans. *Hypertension* **46(6):**1316–1320.

Burns KD, Li N (2003) The role of angiotensin II-stimulated renal tubular transport in hypertension. *Curr Hypertens Rep* **5(2):**165–171.

Chen J, Gu D, Huang J *et al.* (2009) Metabolic syndrome and salt sensitivity of blood pressure in non-diabetic people in China: a dietary intervention study. *Lancet* **373(9666):**829–835.

de Simone, Devereux RB, Chinali M *et al.* (2004) Risk factors for arterial hypertension in adults with initial optimal blood pressure: the Strong Heart Study. *Hypertension* **47(2):**162–167.

de Wardener HE, He FJ, MacGregor GA (2004) Plasma sodium and hypertension. *Kidney Int* **66(6):**2454–2466.

Halperin RO, Sesso HD, Ma J *et al.* (2006) Dyslipidemia and the risk of incident hypertension in men. *Hypertension* **47(1):**45–50.

Lavoie JL, Sigmund CD (2003) Minireview: overview of the renin-angiotensin system – an endocrine and paracrine system. *Endocrinology* **144(6):**2179–2183.

Moore LL, Visioni AJ, Qureshi MM *et al.* (2005) Weight loss in overweight adults and the long-term risk of hypertension: The Framingham Study. *Arch Intern Med* **165(11):**1298–1303.

Neter JE, Stam BE, Kok FJ, Grobbee DE *et al.* (2003) Influence of weight reduction on blood pressure: a meta-analysis of randomized controlled trials. *Hypertension* **42(5):**878–884.

Obarzanek E, Proschan MA, Vollmer WM *et al.* (2003) Individual blood pressure responses to changes in salt intake: results from the DASH-Sodium trial. *Hypertension* **42(4):**459–467.

Pacak K, Linehan WM, Eisenhofer G *et al.* (2001) Recent advances in genetics, diagnosis, localization, and treatment of pheochromocytoma. *Ann Intern Med* **134(4):**315–329.

Parish JM, Somers VK (2004) Obstructive sleep apnea and cardiovascular disease. *Mayo Clin Proc* **79(8):**1036–1046.

Poirier P, Giles TD, Bray GA *et al.* (2006) Obesity and cardiovascular disease: pathophysiology, evaluation, and effect of weight loss: an update of the 1997 American Heart Association Scientific Statement on Obesity and Heart Disease from the Obesity Committee of the Council on Nutrition, Physical Activity, and Metabolism. *Circulation* **113(6):**898–8918.

Rana BK, Insel PA, Payne SH *et al.* (2007) Population-based sample reveals gene-gender interactions in blood pressure in white Americans. *Hypertension* **49(1):**96–106.

Schillaci G, Pasqualini L, Vaudo G *et al.* (2003) Effect of body weight changes on 24-hour blood pressure and left ventricular mass in hypertension: a 4-year follow-up. *Am J Hypertens* **16(8):**634–639.

Schmidlin O, Sebastian AF, Morris RC Jr. (2007) What initiates the pressor effect of salt in salt-sensitive humans? Observations in normotensive blacks. *Hypertension* **49(5):**1032–1039.

Staessen JA, Wang J, Bianchi G *et al.* (2003) Essential hypertension. *Lancet* **361(9369):**1629–1641.

van Paassen P, de Zeeuw D, de Jong PE *et al.* (2000) Renin inhibition improves pressure natriuresis in essential hypertension. *J Am Soc Nephrol* **11(10):**1813–1818.

Waeber B, Brunner H, Burnier M *et al.* (2007) Hypertension. In: *Cardiovascular Medicine*, 3rd edn. (eds JT Willerson, JN Cohn, HJJ Wellens *et al.*) Springer-Verlag, London, pp. 1833–1870.

Wang NY, Young JH, Meoni LA *et al.* (2008) Blood pressure change and risk of hypertension associated with parental hypertension: The Johns Hopkins Precursors Study. *Arch Intern Med* **168(6):**643–648.

Wilson PW, D'Agostino RB, Sullivan L *et al.* (2002) Overweight and obesity as determinants of cardiovascular risk: The Framingham Experience. *Arch Intern Med* **162(16):**1867–1872.

第 4 章

Appel LJ, Espeland MA, Easter L *et al.* (2001) Effects of reduced sodium intake on hypertension control in older individuals: results from the trial of nonpharmacologic interventions in the elderly (Tone). *Arch Intern Med* **161(5):**685–693.

Appel LJ, Moore TJ, Obarzanek E *et al.* (1997) A clinical trial of the effects of dietary patterns on blood pressure. Dash Collaborative Research Group. *N Eng J Med* **336:**1117–1124.

Barengo NC, Hu G, Kastarinen M *et al*. (2005) Low physical activity as a predictor for antihypertensive drug treatment in 25–64-year-old populations in eastern and south-western Finland. *J Hypertens* **23(2):**293–299.

Beulens JW, Rimm EB, Ascherio A *et al*. (2007) Alcohol consumption and risk for coronary heart disease among men with hypertension. *Ann Intern Med* **146(1):**10–19.

Dickinson HO, Mason JM, Nicolson DJ *et al*. (2006) Lifestyle interventions to reduce raised blood pressure: a systematic review of randomized controlled trials. *J Hypertens* **24(2):**215–233.

Graudal NA, Galloe AM, Garred P (1998) Effect of sodium restriction on blood pressure, renin, aldosterone, catecholamines, cholesterols, and triglyceride: a meta-analysis. *JAMA* **279:**1383–1391.

Kaplan NM (2002) *Kaplan's Clinical Hypertension*, 8th edn. Lippincott Williams & Wilkins, Philadelphia.

Midgley JP, Matthew AG, Greenwood CM *et al*. (1996) Effect of reduced dietary sodium on blood pressure: a meta-analysis of randomised controlled trials. *JAMA* **275:**1590–1597.

Moore LL, Visioni AJ, Qureshi MM *et al*. (2005) Weight loss in overweight adults and the long-term risk of hypertension: The Framingham Study. *Arch Intern Med* **165(11):**1298–1303.

Nakanishi N, Yoshida H, Nakamura K *et al*. (2001) Alcohol consumption and risk for hypertension in middle-aged Japanese men. *J Hypertens* **19(5):**851–855.

Stamler J, Liu K, Ruth KJ *et al*. (2002) Eight-year blood pressure change in middle-aged men: relationship to multiple nutrients. *Hypertension* **39(5):**1000–1006.

Stamler R, Stamler J, Gosch FC *et al*. (1989) Primary rrevention of hypertension by nutritional-hygienic means. Final report of a randomized, controlled trial. *JAMA* **262(13):**1801–1807.

Stewart KJ, Bacher AC, Turner KL *et al*. (2005) Effect of exercise on blood pressure in older persons: a randomized controlled trial. *Arch Intern Med* **165(7):**756–762.

Stolarz-Skrzypek K, Kuznetsova T, Thijs L *et al*. (2011) Fatal and nonfatal outcomes, incidence of hypertension, and blood pressure changes in relation to urinary sodium excretion. *JAMA* **305(17):**1777–1785.

Taubes G (1998) The (political) science of salt. *Science* **281:**898–907.

Taylor RS, Ashton KE, Moxham T *et al*. (2011) Reduced dietary salt for the prevention of cardiovascular disease: a meta-analysis of randomized controlled trials (Cochrane Review). *Am J Hypertens* **24:**843–853.

Whelton SP, Chin A, Xin X *et al*. (2002) Effect of aerobic exercise on blood pressure: a meta-analysis of randomized, controlled trials. *Ann Intern Med* **136(7):**493–503.

Xin X, He J, Frontini MG *et al*. (2001) Effects of alcohol reduction on blood pressure: a meta-analysis of randomized controlled trials. *Hypertension* **38(5):**1112–1117.

第 5 章

ALLHAT Officers and Coordinators for the ALLHAT Collaborative Research Group (2002) Major outcomes in high-risk hypertensive patients randomized to angiotensin-converting enzyme inhibitor or calcium channel blocker vs. diuretic: The Antihypertensive and Lipid-Lowering Treatment to Prevent Heart Attack Trial (ALLHAT). *JAMA* **288:**2981–2997.

ALLHAT Officers and Coordinators for the ALLHAT Collaborative Research Group (2003) Diuretic versus alpha-blocker as first-step antihypertensive therapy: final results from the Antihypertensive and Lipid-Lowering Treatment to Prevent Heart Attack Trial (ALLHAT). *Hypertension* **42:**239–246.

American Diabetes Association (2010) Executive summary: Standards of medical care in diabetes – 2010. *Diabetes Care* **33:**S4–S10.

Arguedas JA, Perez MI, Wright JM (2009) Treatment blood pressure targets for hypertension. *Cochrane Database Syst Rev* **3:**CD004349.

Brenner BM, Cooper ME, de Zeeuw D *et al*. (2001) Effects of losartan on renal and cardiovascular outcomes in patients with Type 2 diabetes and nephropathy. Reduction of Endpoints in Non-Insulin Dependent Diabetes Mellitus with the Angiotensin II Antagonist Losartan (RENAAL) Study Group. *N Engl J Med* **345:**861–869.

Chobanian AV, Bakris GL, Black HR *et al*. (2003) Seventh Report of the Joint National Committee on Prevention, Detection, Evaluation and Treatment of High Blood Pressure. National High Blood Pressure Education Program Coordinating Committee. *Hypertension* **42:**1206–1252.

Cooper WO, Hernandez-Diaz S, Arbogast PG *et al*. (2006) Major congenital malformations after first-trimester exposure to ACE inhibitors. *N Engl J Med* **354:**2443–2451.

Dahlöf B, Sever PS, Poulter NR *et al.* (2005) Prevention of cardiovascular events with an antihypertensive regimen of amlodipine adding perindopril as required versus atenolol adding bendroflumethiazide as required, in the Anglo-Scandinavian Cardiac Outcomes Trial – Blood Pressure Lowering Arm (ASCOT–BPLA): a multicentre randomised controlled trial. *Lancet* **366:**895–906.

Elliott WJ, Basu S, Meyer PM (2008) Initial drugs for heart failure prevention in hypertensive patients: Network and Bayesian meta-analyses of clinical trial data (abstract). *Circulation* **118(Suppl. 2):**S886.

Elliott WJ, Basu S, Meyer PM (2009) Initial drugs for coronary heart disease prevention in hypertensive patients: Network and Bayesian meta-analyses of clinical trial data (abstract). *J Clin Hypertens (Greenwich)* **11(Suppl. A):**A7.

Elliott WJ, Basu S, Meyer PM (2009) Initial drugs for stroke prevention in hypertensive patients: Network and Bayesian meta-analyses of clinical trial data (abstract). *J Clin Hypertens (Greenwich)* **11(Suppl. A):**A7.

Elliott WJ, Grimm RH Jr. (2008) How to use diuretics in clinical practice – one opinion. *J Clin Hypertens (Greenwich)* **10:**856–862.

Hackman DG, Khan NA, Hemmelgarn BR *et al.* (Canadian Hypertension Education Program) (2010) The 2010 Canadian Hypertension Education Program recommendations for the management of hypertension: part 2 – therapy. *Can J Cardiol* **26(5):**249–258.

Jamerson K, Weber MA, Bakris GL *et al.*, ACCOMPLISH Trial Investigators (2008) Benazepril plus amlodipine or hydrochlorothiazide for hypertension in high-risk patients. *N Engl J Med* **359:**2417–2428.

Julius S, Kjeldsen S, Weber M *et al.* (2004) Outcomes in hypertensive patients at high cardiovascular risk treated with regimens based on valsartan or amlodipine: The VALUE randomised trial. *Lancet* **363:**2022–2031.

Law MR, Morris JK, Wald NJ (2009) Use of blood pressure lowering drugs in the prevention of cardiovascular disease: Meta-analysis of 147 randomised trials in the context of expectations from prospective epidemiological studies. *BMJ* **338:**b1665 doi:101136/bmj.b1665.

Levey AS, Rocco MV, Anderson S *et al.* (2004) K/DOQI clinical practice guidelines on hypertension and antihypertensive agents in chronic kidney disease. *Am J Kidney Dis* **43 (Suppl. 1):**S1–S290.

Lewis EJ, Hunsicker LG, Clarke WR *et al.* (2001) Renoprotective effect of the angiotensin-receptor antagonist irbesartan in patients with nephropathy due to Type 2 diabetes. Collaborative Study Group. *N Engl J Med* **345:**851–860.

Lindholm LH, Carlberg B, Samuelsson O (2005) Should β-blockers remain first choice in the treatment of primary hypertension? A meta-analysis. *Lancet* **366:**1545–1553.

Littlejohns P, Ranson P, Sealey C *et al.* (for the National Collaborating Centre for Chronic Conditions) (2006) Hypertension: management of hypertension in adults in primary care (partial update of NICE Clinical Guideline 18). National Institute for Health and Clinical Excellence. www.nice.org.uk/page .aspx?o=278167, accessed June 25th 2006.

Maggioni AP, Anand I, Gottlieb SO *et al.* (2002) Val-HeFT Investigators (Valsartan Heart Failure Trial). Effects of valsartan on morbidity and mortality in patients with heart failure not receiving angiotensin-converting enzyme inhibitors. *J Am Coll Cardiol* **40:**1414–1421.

Mancia G, De Backer G, Dominiczak A *et al.* (2007) Guidelines for the management of arterial hypertension. Task Force for the Management of Arterial Hypertension of the European Society of Hypertension and the European Society of Cardiology. *J Hypertens* **25:**1105–1187.

Materson BJ, Reda DJ, Cushman WC (1995) Department of Veterans Affairs single-drug therapy of hypertension study. Revised figures and new data. Department of Veterans Affairs Cooperative Study Group on Antihypertensive Agents. *Am J Hypertension* **8:**189–192.

McMurray JJV, Östergren J, Swedberg K *et al.* (2003) Effects of candesartan in patients with chronic heart failure and reduced left-ventricular systolic function taking angiotensin-converting-enzyme inhibitors: The CHARM-Added trial. CHARM Investigators and Committees. *Lancet* **362:**767–771.

McMurray JJV, Pitt B, Latini R *et al.*, ALOFT Investigators (2008) Effects of the oral direct renin inhibitor aliskiren in patients with symptomatic heart failure. *Circulation: Heart Fail* **1:**17–24.

ONTARGET Investigators (2008) Telmisartan, ramipril or both in patients at high risk for vascular events. *N Engl J Med* **8:**1547–1549.

Oparil S, Yarows SA, Patel S *et al.* (2007) Efficacy and safety of combined use of aliskiren and valsartan in patients with hypertension: a randomised, double-blind trial. *Lancet* **370:**221–229.

Pahor M, Psaty BM, Alderman MH *et al.* (2000) Health outcomes associated with calcium antagonists compared with other first-line antihypertensive therapies: a meta-analysis of randomised controlled trials. *Lancet* **356:**1949–1951.

Parving HH, Brenner BM, McMurray JJV *et al.* (2009) Aliskiren trial in type 2 diabetes using cardio-renal endpoints (ALTITUDE): rationale and study design. *Nephrol Dial Transplant* **24(5):**1663–1671.

Parving H-H, Persson F, Lewis JB *et al.*, for the AVOID Study Investigators (2008) Aliskiren combined with losartan in type 2 diabetes and nephropathy. *N Engl J Med* **358:**2433–2446.

Prospective Studies Collaborative (2002) Age-specific relevance of usual blood pressure to vascular mortality: a meta-analysis of individual data for one million adults in 61 prospective studies. *Lancet* **360:**1903–1913.

Psaty BM, Heckbert SR, Koepsell TD *et al.* (1995) The risk of myocardial infarction associated with antihypertensive drug therapies. *JAMA* **274:**620–625.

Quinn RR, Hemmelgarn BR, Padwal RS *et al.* (Canadian Hypertension Education Program) (2010) The 2010 Canadian Hypertension Education Program recommendations for the management of hypertension: part 1 – blood pressure measurement, diagnosis and risk assessment. *Can J Cardiol* **26(5):**241–248.

Ram CVS, Wali M (2013) Renal denervation in resistant hypertension: an emerging novel therapy. *J Clin Prev Cardiol* **2:**73–83.

Rosendorff C, Black HR, Cannon CP *et al.* (2007) Treatment of hypertension in the prevention and management of ischemic heart disease. A Scientific Statement from the American Heart Association Council for High Blood Pressure Research and the Councils on Clinical Cardiology and Epidemiology and Prevention. *Circulation* **115:**2761–2788.

Solomon SD, Appelbaum E, Manning WJ *et al.*, ALLAY Trial Investigators (2009) Effect of the direct renin inhibitor, aliskiren, the angiotensin receptor blocker, losartan, or both, on left ventricular mass in patients with hypertension and left ventricular hypertrophy. *Circulation* **119:**530–527.

The ACCORD Study Group, Cushman WC, Evans GW, Byington RP *et al.* (2010) Effects of intensive blood-pressure control in type 2 diabetes mellitus. *N Engl J Med* **362(17):**1575–1585.

Turnbull F (for the Blood Pressure Lowering Treatment Trialists' Collaboration) (2003) Effects of different blood pressure-lowering regimens on major cardiovascular events: results of prospectively-designed overviews of randomised trials. *Lancet* **362:**1527–1535.

Turnbull F, Neal B, Ninomiya T *et al.*, Blood Pressure Lowering Treatment Trialists' Collaboration (2008) Effects of different regimens to lower blood pressure on major cardiovascular events in older and younger adults: a meta-analysis of randomised trials. *BMJ* **336:**1121–1123.

Turnbull F, Neal B, Pfeffer M *et al.*, Blood Pressure Lowering Treatment Trialists' Collaboration (2007) Blood pressure-dependent and independent effects of agents that inhibit the renin-angiotensin system. *J Hypertens* **25:**951–958.

Verdecchia P, Reboldi G, Angeli F *et al.* (2005) Angiotensin-converting enzyme inhibitors and calcium channel blockers for coronary heart disease and stroke prevention. *Hypertension* **46:**386–392.

Wald DS, Law M, Morris JK *et al.* (2009) Combination therapy versus monotherapy in reducing blood pressure: meta-analysis on 11,000 participants from 42 trials. *Am J Med* **122:**290–300.

Wall GC, Gibner D, Craig S (2003) Ethacrynic acid and the sulfa-sensitive patient. *Arch Intern Med* **163:**116–117.

Wiysong CS, Bradley H, Mayosi B *et al.* (2007) Beta-blockers for hypertension. *Cochrane Database Syst Rev* **1:**CD002003.

Yusuf S, Diener H-C, Sacco R *et al.*, PRoFESS Study Group (2008) Telmisartan to prevent recurrent stroke and cardiovascular events. *N Engl J Med* **359:**1225–1237.

Yusuf S, Telmisartan Randomised Assessment Study in ACE Intolerant subjects with cardiovascular Disease (TRANSCEND) Investigators (2008) Effects of the angiotensin-receptor blocker telmisartan on cardiovascular events in high-risk patients intolerant to angiotensin-converting enzyme inhibitors: a randomised controlled trial. *Lancet* **371:**1174–1183.

第 6 章

Aggarwal M, Khan IA (2006) Hypertensive crisis: hypertensive emergencies and urgencies. *Cardiol Clin* **24(1):**135–146.

Archer SL, Huang JM, Hampl V et al. (1994) Nitric oxide and cGMP cause vasorelaxation by activation of a charybdotoxin-sensitive K channel by cGMP-dependent protein kinase. *Proc Natl Acad Sci USA* **91(16):**7583–7587.

Aronson S, Dyke CM, Stierer KA et al. (2008) The Eclipse Trials: comparative studies of clevidipine to nitroglycerin, sodium nitroprusside, and nicardipine for acute hypertension treatment in cardiac surgery patients. *Anesth Analg* **107(4):**1110–1121.

Brott T, Bogousslavsky J (2000) Treatment of acute ischemic stroke. *N Engl J Med* **343(10):**710–722.

Chobanian AV, Bakris GL, Black HR et al. (2003) The Seventh Report of the Joint National Committee on Prevention, Detection, Evaluation, and Treatment of High Blood Pressure (JNC 7). *JAMA* **289(19):**2560–2572.

Fenves AZ, Ram CV (2005) Drug treatment of hypertensive urgencies and emergencies. *Semin Nephrol* **25(4):**272–280.

Gubitz G, Sandercock P (2000) Acute ischaemic stroke. *BMJ* **320(7236):**692–696.

Handler J (2006) Hypertensive urgency. *J Clin Hypertens (Greenwich)* **8(1):**61–64.

Joint ESH/ESC Guidelines (2013) Guidelines for the management of arterial hypertension. *Eur Heart J* **34(28):**2159–2219.

Kaplan NM (2002) *Kaplan's Clinical Hypertension*, 8th edn. Lippincott Williams & Wilkins, Philadelphia.

Lip GY, Beevers M, Beevers DG (2000) Do patients with de novo hypertension differ from patients with previously known hypertension when malignant phase hypertension occurs? *Am J Hypertens* **13(8):**934–939.

Lip GY, Beevers M, Beevers DG (1997) Does renal function improve after diagnosis of malignant phase hypertension? *J Hypertens* **15(11):**1309–1315

Murphy C (1995) Hypertensive emergencies. *Emerg Med Clin North Am* **13(4):**973–1007.

Nadar S, Beevers DG, Lip GYH (2005) Echocardiographic changes in patients with malignant phase hypertension: The West Birmingham Malignant Hypertension Register. *J Hum Hypertens* **19(1):**69–75.

Potter JF, Robinson TG, Ford GA et al. (2009) Controlling hypertension and hypotension immediately post-stroke (CHHIPS): a randomised, placebo-controlled, double-blind pilot trial. *Lancet Neurol* **8(1):**48–56.

Ram CV (2006) Review of resistant hypertension. *Curr Hypertens Rep* **8(5):**398–402.

Ram CV, Silverstein RL (2009) Treatment of hypertensive urgencies and emergencies. *Curr Hypertens Rep* **11(5):**307–314.

Schulz V (1984) Clinical pharmacokinetics of nitroprusside, cyanide, thiosulphate and thiocyanate. *Clin Pharmacokinet* **9(3):**239–251.

Silverstein RL, Ram CV (2008) Resistant hypertension. *Prim Care* **35(3):**501–513, vii.

Strandgaard S, Paulson OB (1989) Cerebral blood flow and its pathophysiology in hypertension. *Am J Hypertens* **2(6 Pt 1):**486–492.

Tuncel M, Ram VC (2003) Hypertensive emergencies. Etiology and management. *Am J Cardiovasc Drugs* **3(1):**21–31.

Varon J (2008) Treatment of acute severe hypertension: current and newer agents. *Drugs* **68(3):**283–297.

Vaughan CJ, Delanty N (2000) Hypertensive emergencies. *Lancet* **356(9227):**411–417.

Zeller KR, Von Kuhnert L, Matthews C (1989) Rapid reduction of severe asymptomatic hypertension. A prospective, controlled trial. *Arch Intern Med* **149(10):**2186–2189.

第 7 章

Abalos, E, Duley L, Steyn DW et al. (2007) Antihypertensive drug therapy for mild to moderate hypertension during pregnancy. *Cochrane Database Syst Rev* **1:**CD002252.

Allen C, Glasziou P, Del Mar C (1999) Bed rest: a potentially harmful treatment needing more careful evaluation. *Lancet* **354(9186):**1229–1233.

Atallah AN, Hofmeyr GJ, Duley L (2000) Calcium supplementation during pregnancy for preventing hypertensive disorders and related problems. *Cochrane Database Syst Rev* **3:**CD001059.

Clausen T, Djurovic S, Brosstad FR *et al*. (2000) Altered circulating levels of adhesion molecules at 18 weeks gestation among women with eventual preeclampsia: indicators of disturbed placentation in absence of evidence of endothelial dysfunction? *Am J Obstet Gynecol* **182(2):**321–325.

Cooper WO, Hernandez-Diaz S, Arbogast PG *et al*. (2006) Major congenital malformations after first-trimester exposure to ACE inhibitors. *N Engl J Med* **354(23):**2443–2451.

Duckitt K, Harrington D (2005) Risk factors for pre-eclampsia at antenatal booking: systematic review of controlled studies. *BMJ* **330(7491):**565.

Duley L, Henderson-Smart D, Knight M *et al*. (2001) Antiplatelet drugs for prevention of pre-eclampsia and its consequences: systematic review. *BMJ* **322(7282):**329–333.

Epstein FH (1996) Pregnancy and renal disease. *N Engl J Med* **335(4):**277–278.

Ferrer RL, Sibai BM, Mulrow CD *et al*. (2000) Management of mild chronic hypertension during pregnancy: a review. *Obstet Gynecol* **96(5, Part 2):**849–860.

Gilbert JS, Ryan MJ, LaMarca BB *et al*. (2008) Pathophysiology of hypertension during preeclampsia: linking placental ischemia with endothelial dysfunction. *Am J Physiol Heart Circ Physiol* **294(2):**H541–550.

Gilbert WM, Young AL, Danielsen B (2007) Pregnancy outcomes in women with chronic hypertension: a population-based study. *J Reprod Med* **52(11):**1046–1051.

Kaplan NM (2002) *Kaplan's Clinical Hypertension*, 8th edn. Lippincott Williams & Wilkins, Philadelphia.

Loke YW, King A (2000) Immunology of implantation. *Baillières Best Pract Res Clin Obstet Gynaecol* **14(5):**827–837.

Makris A, Thornton C, Hennessy A (2004) Postpartum hypertension and nonsteroidal analgesia. *Am J Obstet Gynecol* **190(2):**577–578.

Matsuo K, Kooshesh S, Dinc M *et al*. (2007) Late postpartum eclampsia: report of two cases managed by uterine curettage and review of the literature. *Am J Perinatol* **24(4):**257–266.

Moore-Maxwell CA, Robboy SJ (2004) Placental site trophoblastic tumor arising from antecedent molar pregnancy. *Gynecol Oncol* **92(2):**708–712.

Redman CW, Sacks GP, Sargent IL (1999) Preeclampsia: an excessive maternal inflammatory response to pregnancy. *Am J Obstet Gynecol* **180(2, Part 2):**499–506.

Report of the National High Blood Pressure Education Program Working Group on High Blood Pressure in Pregnancy (2000) *Am J Obstet Gynecol* **183(1):**S1–S22.

Sibai BM (2002) Chronic hypertension in pregnancy. *Obstet Gynecol* **100(2):**369–377.

Widmer M, Villar J, Benigni A *et al*. (2007) Mapping the theories of preeclampsia and the role of angiogenic factors: a systematic review. *Obstet Gynecol* **109(1):**168–180.

Xiong X, Fraser WD, Demianczuk NN (2002) History of abortion, preterm, term birth, and risk of preeclampsia: a population-based study. *Am J Obstet Gynecol* **187(4):**1013–1018.

第 8 章

Anderson S (1989) Progression of chronic renal disease: role of systemic and glomerular hypertension. *Am J Kidney Dis* **13(6 Suppl 1):**8–12.

Anderson S, Brenner BM (1989) Progressive renal disease: a disorder of adaptation. *Q J Med* **70(263):**185–189.

Bakris GL, Williams M, Dwiorkin L *et al*. (2000) Preserving renal function in adults with hypertension and diabetes: a consensus approach. National Kidney Foundation Hypertension and Diabetes Executive Committees Working Group. *Am J Kidney Dis* **36(3):**646–661.

Barri YM (2008) Hypertension and kidney disease: a deadly connection. *Current Hypertens Rep* **10(1):**39–45.

Brater DC (1988) Use of diuretics in chronic renal insufficiency and nephrotic syndrome. *Semin Nephrol* **8(4):**333–341.

Campese VM (2000) Neurogenic factors and hypertension in renal disease. *Kidney Int Suppl* **75:**S2–6.

Cooper ME (1998) Pathogenesis, prevention, and treatment of diabetic nephropathy. *Lancet* **352(9123):**213–219.

Coresh J, Astor BC, Greene T *et al*. (2003) Prevalence of chronic kidney disease and decreased kidney function in the adult US population: Third National Health and Nutrition Examination Survey. *Am J Kidney Dis* **41(2003):**1–12.

Cowley AW, Skelton MM Jnr., Papanek PE *et al.* (1994) Hypertension induced by high salt intake in absence of volume retention in reduced renal mass rats. *Am J Physiol* **267(5 Pt 2):**H1707–1712.

Grekas D, Bamichas G, Bacharaki D *et al.* (2000) Hypertension in chronic hemodialysis patients: current view on pathophysiology and treatment. *Clin Nephrol* **53:**164–168.

Guidi E, Cozzi MG, Minetti EE *et al.* (2001) Effect of familial hypertension on glomerular hemodynamics and tubulo-glomerular feedback after uninephrectomy. *Am J Hypertens* **14(2):**121–128.

Klag MJ, Whelton PK, Perneger TV (1996) Analgesics and chronic renal disease. *Curr Opin Nephrol Hypertens* **5(3):**236–241.

Kloke HJ, Branten AJ, Huysmans FT *et al.* (1998) Antihypertensive treatment of patients with proteinuric renal diseases: risks or benefits of calcium channel blockers? *Kidney Int* **53(6):**1559–1573.

Lazarus JM, Bourgoignie J, Buckalew VM *et al.* (1997) Achievement and safety of a low blood pressure goal in chronic renal disease. The Modification of Diet in Renal Disease Study Group. *Hypertension* **29(2):**641–650.

Levey AS, Coresh J, Balk E *et al.* (2003) National Kidney Foundation Practice Guidelines for Chronic Kidney Disease: Evaluation, Classification, and Stratification. *Ann Intern Med* **139(2):**137–147.

Levin A, Hemmelgarn B, Culleton B *et al.* (2008) Guidelines for the management of chronic kidney disease. *CMAJ* **179(11):**1154–1162.

Lewis EJ L, Hunsicker G, Rodby RA (2001) A clinical trial in type 2 diabetic nephropathy. *Am J Kidney Dis* **38(4 Suppl 1):**S191–194.

Marcantoni C, Jafar TH, Oldrizzi L *et al.* (2000) The role of systemic hypertension in the progression of nondiabetic renal disease. *Kidney Int Suppl* **75:**S44–48.

Merkus MP, Jager KJ, Dekker FW *et al.* (2000) Predictors of poor outcome in chronic dialysis patients: The Netherlands Cooperative Study on the Adequacy of Dialysis. The Necosad Study Group. *Am J Kidney Dis* **35(1):**69–79.

Palmer BF (2001) Impaired renal autoregulation: implications for the genesis of hypertension and hypertension-induced renal injury. *Am J Med Sci* **321(6):**388–400.

Parving HH, Lehnert J, Brochner-Mortensen J *et al.* (2001) The effect of irbesartan on the development of diabetic nephropathy in patients with type 2 diabetes. *N Engl J Med* **345(12):**870–878.

Phillips AO (2000) Diabetic nephropathy – where next? *QJM* **93(10):**643–646.

Pieratos A, Ouwendyk M, Francoeur R *et al.* (1998) Nocturnal hemodialysis: three-year experience. *J Am Soc Nephrol* **9(5):**859–868.

Rocco MV, Yan G, Heyka RJ *et al.* (2001) Risk factors for hypertension in chronic hemodialysis patients: baseline data from the Hemo Study. *Am J Nephrol* **21(4):**280–288.

Ruggenenti P, Perna A, Gherardi G *et al.* (2000) Chronic proteinuric nephropathies: outcomes and response to treatment in a prospective cohort of 352 patients with different patterns of renal injury. *Am J Kidney Dis* **35(6):**1155–1165.

Ruggenenti P, Perna A, Lesti M *et al.* (2000) Pretreatment blood pressure reliably predicts progression of chronic nephropathies. Gisen Group. *Kidney Int* **58(5):**2093–2101.

Schultz CJ, Neil HA, Dalton RN *et al.* (2000) Risk of nephropathy can be detected before the onset of microalbuminuria during the early years after diagnosis of type 1 diabetes. *Diabetes Care* **23(12):** 1811–1815.

Tolins JP, Raij L (1991) Antihypertensive therapy and the progression of chronic renal disease. Are there renoprotective drugs? *Semin Nephrol* **11(5):**538–548.

Uhlig K, Macleod A, Craig J *et al.* (2006) Grading evidence and recommendations for clinical practice guidelines in nephrology. A position statement from Kidney Disease: Improving Global Outcomes (Kdigo). *Kidney Int* **70(12):**2058–2065.

White KE, Bilous RW (2000) Type 2 diabetic patients with nephropathy show structural-functional relationships that are similar to type 1 disease. *J Am Soc Nephrol* **11(9):**1667–73.

第 9 章

Alcazar JM, Rodicio JL (2000) Ischemic nephropathy: clinical characteristics and treatment. *Am J Kidney Dis* **36(5):**883–893.

Alcazar JM, Rodicio JL (2000) Hypertension and ischemic nephropathy. *Curr Hypertens Rep* **2(4):**343–344.

Balk E, Raman G, Chung M *et al.* (2006) Effectiveness of management strategies for renal artery stenosis: a systematic review. *Ann Intern Med* **145(12):**901–912.

Cheung CM, Wright JR, Shurrab AE *et al.* (2002) Epidemiology of renal dysfunction and patient outcome in atherosclerotic renal artery occlusion. *J Am Soc Nephrol* **13(1):**149–157.

Cooper CJ, Murphy TP (2007) Is renal artery stenting the correct treatment of renal artery stenosis? The case for renal artery stenting for treatment of renal artery stenosis. *Circulation* **115(2):**263–269, discussion 70.

Greco BA, Breyer JA (1997) Atherosclerotic ischemic renal disease. *Am J Kidney Dis* **29(2):**167–187.

Hansen KJ, Cherr GS, Craven TE *et al.* (2000) Management of ischemic nephropathy: dialysis-free survival after surgical repair. *J Vasc Surg* **32(3):**472–481, discussion 81–82.

Hirsch AT, Haskal ZJ, Hertzer NR *et al.* (2006) ACC/AHA Guidelines for the management of patients with peripheral arterial disease (lower extremity, renal, mesenteric, and abdominal aortic): a collaborative report from the American Associations for Vascular Surgery/Society for Vascular Surgery, Society for Cardiovascular Angiography and Interventions, Society for Vascular Medicine and Biology, Society of Interventional Radiology, and the ACC/AHA Task Force on Practice Guidelines (Writing Committee to Develop Guidelines for the Management of Patients with Peripheral Arterial Disease). Summary of recommendations. *J Vasc Interv Radiol* **17(9):**1383–1397, quiz 98.

Horvath JS, Waugh RC, Tiller DJ *et al.* (1982) The detection of renovascular hypertension: a study of 490 patients by renal angiography. *Q J Med* **51(202):**139–146.

Korsakas S, Mohaupt MG, Dinkel HP *et al.* (2004) Delay of dialysis in end-stage renal failure: prospective study on percutaneous renal artery interventions. *Kidney Int* **65(1):**251–258.

Leertouwer T C, Gussenhoven EJ, Bosch JL *et al.* (2000) Stent placement for renal arterial stenosis: where do we stand? A meta-analysis. *Radiology* **216(1):**78–85.

Mann SJ, Pickering TG (1992) Detection of renovascular yypertension. State of the art: 1992. *Ann Intern Med* **117(10):**845–853.

Messerli F, Bangalore S, Makani H *et al.* (2011) Flash pulmonary oedema and bilateral renal artery stenosis: the Pickering syndrome. *Eur Heart J* **32(18):**2231–2235.

Muray SM, Martin ML, Amoedo C *et al.* (2002) Rapid decline in renal function reflects reversibility and predicts the outcome after angioplasty in renal artery stenosis. *Am J Kidney Dis* **39(1):**60–66.

Postma CT, Joosten FB, Rosenbusch G *et al.* (1997) Magnetic resonance angiography has a high reliability in the detection of renal artery stenosis. *Am J Hypertens* **10(9 Pt 1):**957–963.

Ram CV (2006) Review of resistant hypertension. *Curr Hypertens Rep* **8(5):**398–402.

Silverstein RL, Ram CV (20080 Resistant hypertension. *Prim Care* **35(3):**501–13, vii.

Tullis MJ, Caps MT, Zierler RE *et al.* (1999) Blood pressure, antihypertensive medication, and atherosclerotic renal artery stenosis. *Am J Kidney Dis* **33(4):**675–681.

Tuttle KR, Chouinard RF, Webber JT *et al.* (1998) Treatment of atherosclerotic ostial renal artery stenosis with the intravascular stent. *Am J Kidney Dis* **32(4):**611–622.

第 10 章

Anderson GH Jr, Blakeman N, Streeten DH (1994) The effect of age on prevalence of secondary forms of hypertension in 4429 consecutively referred patients. *J Hypertens* **12(5):**609–615.

Blumenfeld JD, Sealey JE, Schlussel Y *et al.* (1994) Diagnosis and treatment of primary hyperaldosteronism. *Ann Intern Med* **121(11):**877–885.

Bravo EL (1994) Primary aldosteronism. Issues in diagnosis and management. *Endocrinol Metab Clin North Am* **23(2):**271–283.

Celen O, O'Brien MJ, Melby JC *et al.* (1996) Factors influencing outcome of surgery for primary aldosteronism. *Arch Surg* **131(6):**646–650.

Duncan JL 3rd, Fuhrman GM, Bolton JS *et al.* (2000) Laparoscopic adrenalectomy is superior to an open approach to treat primary hyperaldosteronism. *Am Surg* **66(10):**932–935; discussion 35–36.

Fardella CE, Mosso L, Gomez-Sanckez C *et al.* (2000) Primary hypoaldosteronism in essential hypertensives: prevalence, biochemical profile, and molecular biology. J Clin Endocrinol Metab **85(5):**1836–1837.

Gardner DG, Shoback DM (2011) *Greenspan's Basic and Clinical Endocrinology*, 9th edn. McGraw-Hill Medical, New York.

Ghose RP, Hall PM, Bravo EL (1999) Medical management of aldosterone-producing adenomas. *Ann Intern Med* **131(2):**105–108.

Gill I S (2001) The case for laparoscopic adrenalectomy. *J Urol* **166(2):**429–436.

Gonzalez-Campoy JM, Romero JC, Knox FG (1989) Escape from the sodium-retaining effects of mineralocorticoids: role of ANF and intrarenal hormone systems. *Kidney Int* **35(3):**767–777.

Hall JE, Granger JP, Smith MJ Jnr. et al. (1984) Role of renal hemodynamics and arterial pressure in aldosterone 'escape'. *Hypertension* **6(2 Pt 2):**1183–1192.

Kaplan NM(2002) *Kaplan's Clinical Hypertension*, 8th edn. Lippincott Williams & Wilkins, Philadelphia:.

Loh KC, Koay ES, Khaw MC et al. (2000) Prevalence of primary aldosteronism among Asian hypertensive patients in Singapore. *J Clin Endocrinol Metab* **85(8):**2854–2859.

Mattsson C, Young WF Jr. (2006) Primary aldosteronism: diagnostic and treatment strategies. *Nat Clin Pract Nephrol* **2(4):**198–208; quiz, 1 p following 230.

McKenzie TJ, Lillegard JB, Young WF Jr. et al. (2009) Aldosteronomas – state of the art. *Surg Clin North Am* **89(5):**1241–1253.

Meyer A, Brabant G, Behrend M (2005) Long-term follow-up after adrenalectomy for primary aldosteronism. *World J Surg* **29(2):**155–159.

Napoli C, Di Gregorio F, Leccese M et al. (1999) Evidence of exercise-induced myocardial ischemia in patients with primary aldosteronism: The Cross-Sectional Primary Aldosteronism and Heart Italian Multicenter Study. *J Investig Med* **47(5):**212–221.

Nishimura M, Uzu T, Fujii T et al. (1999) Cardiovascular complications in patients with primary aldosteronism. *Am J Kidney Dis* **33(2):**261–266.

Rossi GP, Sacchetto A, Chiesura-Corona M et al. (2001) Identification of the etiology of primary aldosteronism with adrenal vein sampling in patients with equivocal computed tomography and magnetic resonance findings: results in 104 consecutive cases. *J Clin Endocrinol Metab* **86(3):**1083–1090.

Sawka AM, Young WF, Thompson GB et al. (2001) Primary aldosteronism: factors associated with normalization of blood pressure after surgery. *Ann Intern Med* **135(4):**258–261.

Stewart PM (1999) Mineralocorticoid hypertension. *Lancet* **353(9161):**1341–1347.

Suzuki Y, Nakada T, Izumi T et al. (1999) Primary aldosteronism due to aldosterone producing adenoma without hypertension. *J Urol* **161(4):**1272.

Sywak M, Pasieka JL (2002) Long-term follow-up and cost benefit of adrenalectomy in patients with primary hyperaldosteronism. *Br J Surg* **89(12):**1587–1593.

Torres VE, Young WF Jnr., Offord KP et al. (1990) Association of hypokalemia, aldosteronism, and renal cysts. *N Engl J Med* **322(6):**345–351.

Wang XY, Masilamani S, Nielsen J et al. (2001) The renal thiazide-sensitive Na-Cl cotransporter as mediator of the aldosterone-escape phenomenon. *J Clin Invest* **108(2):**215–222.

Wu F, Bagg W, Drury PL (2000) Progression to accelerated hypertension in untreated primary aldosteronism. *Aust N Z J Med* **30(1):**91.

Young WF Jr. (2003) Minireview: primary aldosteronism – changing concepts in diagnosis and treatment. *Endocrinology* **144(6):**2208–2213.

第 11 章

Beard CM, Sheps SG, Kurland LT et al. (1983) Occurrence of pheochromocytoma in Rochester, Minnesota, 1950 through 1979. *Mayo Clin Proc* **58(12):**802–804.

Bravo EL (1991) Pheochromocytoma: new concepts and future trends. *Kidney Int* **40(3):**544–556.

Bravo EL (1994) Evolving concepts in the pathophysiology, diagnosis, and treatment of pheochromocytoma. *Endocr Rev* **15(3):**356–368.

Colson P, Ryckwaert F, Ribstein J et al. (1998) Haemodynamic heterogeneity and treatment with the calcium channel blocker nicardipine during phaeochromocytoma surgery. *Acta Anaesthesiol Scand* **42(9):**1114–1119.

Eisenhofer G, Huynh TT, Hiroi M et al. (2001) Understanding catecholamine metabolism as a guide to the biochemical diagnosis of pheochromocytoma. *Rev Endocr Metab Disord* **2(3):**297–311.

Eisenhofer G, Walther M, Keiser HR et al. (2000) Plasma metanephrines: a novel and cost-effective test for pheochromocytoma. *Braz J Med Biol Res* **33(10):**1157–1169.

Gardner DG, Shoback DM (2011) *Greenspan's Basic and Clinical Endocrinology*, 9th edn. McGraw-Hill Medical, New York.

Guller U, Turek J, Eubanks S et al. (20060 Detecting pheochromocytoma: defining the most sensitive test. *Ann Surg* **243(1):**102–107.

Kaplan NM (2002) *Kaplan's Clinical Hypertension*, 8th edn. Lippincott Williams & Wilkins, Philadelphia.

Kudva YC, Sawka AM, Young WF Jr. (2003) Clinical review 164: the laboratory diagnosis of adrenal pheochromocytoma: the Mayo Clinic experience. *J Clin Endocrinol Metab* **88(10):**4533–4539.

Lebuffe G, Dosseh ED, Tek G *et al.* (2005) The effect of calcium channel blockers on outcome following the surgical treatment of phaeochromocytomas and paragangliomas. *Anaesthesia* **60(5):**439–444.

Lenders JW, Keiser HR, Goldstein DS *et al.* (1995) Plasma metanephrines in the diagnosis of pheochromocytoma. *Ann Intern Med* **123(2):**101–109.

Najm PS, Ruby EB, de Papp AE (1997) A 37-year-old female with a shoulder mass and hypertensive crisis. *J Clin Endocrinol Metab* **82(12):**3972–3975.

Pacak K, Goldstein DS, Doppman JL *et al.* (2001) A 'Pheo' lurks: novel approaches for locating occult pheochromocytoma. *J Clin Endocrinol Metab* **86(8):**3641–3646.

Pacak K, Linehan WM, Eisenhofer G *et al.* (2001) Recent Advances in Genetics, Diagnosis, Localization, and Treatment of Pheochromocytoma. *Ann Intern Med* **134(4):**315–329.

Plouin PF, Duclos JM, Soppelsa F *et al.* (2001) Factors associated with perioperative morbidity and mortality in patients with pheochromocytoma: analysis of 165 operations at a single center. *J Clin Endocrinol Metab* **86(4):**1480–1486.

Prys-Roberts C (2000) Phaeochromocytoma: recent progress in its management. *Br J Anaesth* **85(1):**44–57.

Sawka AM, Jaeschke R, Singh RJ *et al.* (2003) A comparison of biochemical tests for pheochromocytoma: measurement of fractionated plasma metanephrines compared with the combination of 24-hour urinary metanephrines and catecholamines. *J Clin Endocrinol Metab* **88(2):**553–558.

Sawka AM, Prebtani AP, Thabane L *et al.* (2004) A systematic review of the literature examining the diagnostic efficacy of measurement of fractionated plasma free metanephrines in the biochemical diagnosis of pheochromocytoma. *BMC Endocr Disord* **4(1):**2.

Tauzin-Fin P, Sesay M, Gosse P *et al.* (2004) Effects of perioperative alpha1 block on haemodynamic control during laparoscopic surgery for phaeochromocytoma. *Br J Anaesth* **92(4):**512–517.

Taylor RL, Singh RJ (2002) Validation of liquid chromatography-tandem mass spectrometry method for analysis of urinary conjugated metanephrine and normetanephrine for screening of pheochromocytoma. *Clin Chem* **48(3):**533–539.

Ulchaker JC, Goldfarb DA, Bravo EL *et al.* (1999) Successful outcomes in pheochromocytoma surgery in the modern era. *J Urol* **161(3):**764–767.

Witteles RM, Kaplan EL, Roizen MF (2000) Sensitivity of diagnostic and localization tests for pheochromocytoma in clinical practice. *Arch Intern Med* **160(16):**2521–2524.